Grischa Brauckhoff

Deskriptive Evaluierung der Mundgesundheit in Deutschland

Grischa Brauckhoff

Deskriptive Evaluierung der Mundgesundheit in Deutschland

Zahnmedizin

Südwestdeutscher Verlag für Hochschulschriften

Imprint
Any brand names and product names mentioned in this book are subject to trademark, brand or patent protection and are trademarks or registered trademarks of their respective holders. The use of brand names, product names, common names, trade names, product descriptions etc. even without a particular marking in this work is in no way to be construed to mean that such names may be regarded as unrestricted in respect of trademark and brand protection legislation and could thus be used by anyone.

Publisher:
Südwestdeutscher Verlag für Hochschulschriften
is a trademark of
Dodo Books Indian Ocean Ltd., member of the OmniScriptum S.R.L Publishing group
str. A.Russo 15, of. 61, Chisinau-2068, Republic of Moldova Europe
Printed at: see last page
ISBN: 978-3-8381-2419-3

Zugl. / Approved by: Greifswald, Ernst-Moritz-Arndt-Universität, Diss., 2011

Copyright © Grischa Brauckhoff
Copyright © 2011 Dodo Books Indian Ocean Ltd., member of the OmniScriptum S.R.L Publishing group

Inhaltsverzeichnis

1.	**Einleitung**		**7**
	1.1.	Literaturübersicht	9
	1.2.	Ziel- und Problemstellung	15
2.	**Material und Methoden**		**17**
	2.1.	Design der untersuchten Studien	20
		2.1.1. Deutsche Mundgesundheitsstudien (DMS)	20
		2.1.2. Study of Health in Pomerania (SHIP)	20
	2.2.	Geografische Struktur und Bevölkerungsdichte der untersuchten Regionen	21
	2.3.	Daten- und Befunderhebung in DMS und SHIP	23
	2.4.	Kalibrierung der Untersucher für DMS und SHIP	27
3.	**Ergebnisse**		**28**
	3.1.	Prävalenz der Karies	28
		3.1.1. Unterteilung nach Bundesländern	29
		3.1.2. Geschlechtsspezifische Unterteilung	31
	3.2.	Prävalenz der Wurzelkaries	35
		3.2.1. Unterteilung nach Bundesländern	37
		3.2.2. Geschlechtsspezifische Unterteilung	39
	3.3.	Prävalenz der Parodontalerkrankungen	40
		3.3.1. Unterteilung nach Bundesländern	41
		3.3.2. Geschlechtsspezifische Unterteilung	43
	3.4.	Prävalenz von Zahnverlust/Zahnlosigkeit	46
		3.4.1. Unterteilung nach Bundesländern	47
		3.4.2. Geschlechtsspezifische Unterteilung	51
	3.5.	Prothetische Versorgung	54
		3.5.1. Unterteilung nach Bundesländern	55
		3.5.2 Geschlechtsspezifische Unterteilung	57
	3.6.	Risikofaktoren	59

4.	Diskussion		63
	4.1.	Datenlage	63
	4.2.	Bevölkerungsentwicklung	67
	4.3.	Darstellung der Studienpopulation unter allgemeinen Aspekten	68
	4.4.	Situation des Gesundheitssystems in Deutschland	70
	4.5.	Kosten des Gesundheitssystems	72
	4.6.	Prävalenz der Karies	74
	4.7.	Prävalenz der Wurzelkaries	82
	4.8.	Prävalenz der Parodontalerkrankungen	85
	4.9.	Prävalenz von Zahnverlust und Zahnprothetischer Status	91
	4.10.	Risikofaktoren	100
5.	Zusammenfassung und Schlussfolgerung		105
6.	Literaturverzeichnis		110
7.	Anhang		120
	I.	Zusätzliche Grafiken und Tabellen	120
	II.	Abkürzungsverzeichnis	126
	IV.	Danksagung	127

1. Einleitung

Mundgesundheit ist ein integraler Bestandteil der Allgemeingesundheit. Sie bezieht sich auf die uneingeschränkte Funktionalität und Entzündungs- bzw. Beschwerdefreiheit aller Organe im orofazialen System, d.h. der Zähne, des Parodonts, der Gingiva und auskleidenden Mukosa, der Zunge, der Kiefergelenke und der Speicheldrüsen. Mundgesundheit wird als „Fähigkeit, ein breites Spektrum an Nahrungsmittel zu kauen und zu essen, deutlich zu sprechen, ein sozial akzeptables Lächeln, sowie ein entsprechendes dentofaziales Profil zu besitzen, sich im Mundbereich wohl zu fühlen, frei von Schmerzen zu sein und einen frischen Atem zu haben" umschrieben [1]. Der orale Gesundheitszustand ist erheblich vom individuellen Gesundheitsbewusstsein und sozioökonomischen Parametern, wie z. B. Schulbildung und Einkommen, abhängig. Die hohen Prävalenzen der oralen Haupterkrankungen, wie Karies oder Parodontalerkrankungen und der daraus resultierende Zahnverlust sind eng mit der Lebensweise und Allgemeinanamnese der Betroffenen und deren vermehrten Konsum von Zucker, Alkohol und Tabak assoziiert.

Die Mundhöhle mit ihren dentalen, ossären und muskulären Bestandteilen ist der Beginn des Gastrointestinaltraktes und dient der Nahrungsaufnahme, -zerkleinerung und –verdauung. Zugleich ist sie entscheidend für die Phonetik, für die Relation und Ästhetik des Mittelgesichtes (z.B. Verlust der vertikalen Gesichtsrelation bei Zahnlosen), aber auch für die soziale Integration (Selbstbewusstsein, Attraktivität, Lebensqualität) und den körperlichen Allgemeinzustand (z.B. bakteriell bedingte Endokarditis). Unbehandelter Zahnverlust kann daher zu Störungen der Kaufunktion, der Nahrungsaufnahme sowie der Phonetik und der Ästhetik und dadurch zur erheblichen Verminderung der Lebensqualität führen [2]. Untersuchungen konnten den hohen psychologischen Impact der Zähne für den Menschen bestätigen [3].

Die moderne Zahnmedizin hat die vorrangige Zielsetzung die natürlichen Zähne durch konservierende, also zahnerhaltende Interventionen, aber vor allem durch präventive Maßnahmen so lang wie möglich funktionell und ästhetisch in der Mundhöhle zu erhalten. Der Zahnarzt gewährleistet durch seine Prophylaxe- bzw. Therapiemaßnahmen, der Patient durch seine häusliche Mundhygiene und regelmäßigen kontrollorientierten Zahnarztbesuche die Funktionsfähigkeit des orofazialen Systems und damit verbunden den Erhalt der Mundgesundheit. Erkrankungen der Mundhöhle sind multikausale und komplexe Prozesse mit zahlreichen Beziehungen zu anderen Organen und deren Krankheitsbildern. Daher sind ein synoptisches ganzheitlichen Behandlungskonzept, sowie eine interdisziplinäre Behandlung der Patienten für eine effektive Zahnheilkunde von großer Wichtigkeit.

Die zwei oralen Hauptkrankheitsbilder Karies und Parodontitis und als deren Folge auch der Zahnverlust, sind epidemiologisch die aussagekräftigsten Indikatoren für den Grad der Mundgesundheit. Weitere durchaus wichtige orale Erkrankungen wie Mundschleimhautveränderungen, kraniomandibuläre Dysfunktionen und dentale bzw. ossäre Stellungsanomalien der Kiefer erlauben zurzeit aufgrund der unbefriedigenden epidemiologischen Datenlage kaum valide nationale Interpretationen.

Generell variieren diese einzelnen Krankheitsbilder in der Bevölkerung sowohl im Längs- als auch im Querschnitt. Vergleicht man Probanden unterschiedlicher Altersgruppen, Männer und Frauen oder Personen in unterschiedlicher sozioökonomischer Lage miteinander, ergeben sich deutlich unterschiedliche Ergebnisse bezüglich der Prävalenzen oraler Erkrankungen.

Um die aktuelle Mundgesundheit in Deutschland einschätzen zu können, ist es wichtig, die jüngsten Entwicklungen und zukünftige Trends für die o. g. drei oralen Erkrankungen separat aufzuzeigen und auf der Grundlage von epidemiologischen Studien deskriptiv zu beschreiben.

1.1. Literaturübersicht

Gesundheitssurveys dienen dazu den derzeitigen Gesundheitszustand, Prävalenzen von Krankheiten und deren Risikofaktoren zu erfassen und vergangene Entwicklungen und zukünftige Trends herauszufiltern. Sie sind die Voraussetzung, um die Strukturen eines Gesundheitssystems nachhaltig und effektiv zu verändern bzw. zu verbessern. Schwartz et al. sehen einen wichtigen Schritt zur kontinuierlichen Verbesserung der ärztlichen und zahnärztlichen Versorgung in der „Abklärung des (…) medizinischen Dunkelfeldes, d. h. (…) einer besseren Abstimmung zwischen Bedarf und Angebotsstruktur" in gezielten Anstrengungen von Seiten der „Public-Health-Forschung" [4]. Schließlich sind diese gezielten Auswertungen von (Mund-) Gesundheits-Studien die Grundlage für eine verbesserte Effizienz im Gebrauch der gesundheitlichen Ressourcen. Sie tragen damit zur Reduzierung und effektiveren Zuteilung der immer weiter ansteigenden Kosten für das Gesundheitssystem bei.

Global wurden erste Gesundheitsziele auch für das Teilgebiet „Mundgesundheit" 1977 von der Weltgesundheitsorganisation für alle Mitgliedsstaaten formuliert [5]. Nach dieser WHO-Strategie „Gesundheit für alle" sollten sich bis zum Jahr 2000 unter anderem chronische Krankheiten anhaltend rückläufig entwickeln, mit dem partiellen Ziel der Reduzierung der „Schwere der Zahnkaries und der parodontalen Erkrankungen". In Deutschland wurde vor allem durch die Reduzierung der Kariesprävalenz in der Kinder- und Jugendlichenpopulation die von der Weltgesundheitsorganisation (WHO) gestellten Mundgesundheitsziele, für das Jahr 2000 erreicht [6]. Die „Global goals for oral health" der WHO [7] wurden auf nationaler Ebene für Deutschland für das Jahr 2020 aktualisiert [8].

Eine weitere Forderung der WHO im Jahr 1977 war die Etablierung von Gesundheitsinformationssystemen und von regelmäßigen Gesundheitsberichtserstattungen. Dies wird in Deutschland durch die regelmäßige Veröffentlichung der GBE-Hefte des Robert-Koch-Institutes in Zusammenarbeit mit dem Statistischen Bundesamt realisiert [9]. Die neueste Publikation des RKI (Heft 47 „Mundgesundheit") befasst sich mit dem Thema „Mundgesundheit" in Deutschland und bildet eine interessante und informative Quintessenz dieser Arbeit für die breite Öffentlichkeit [10].

Schreiber formulierte 2003 außerdem die elementare Forderung, dass die „Zahngesundheit in die allgemeine Gesundheitserziehung in den Kontext der ebenfalls ernährungsbedingten und sozial modulierten chronischen Zivilisationskrankheiten koronare Herzkrankheiten, Schlaganfall (…) und Krebs" zu integrieren sei [11]. Des Weiteren verwies er auf das Gutachten des Sachverständigenrats für die Konzertierte Aktion und die darin verfassten

Zielsetzung, Rahmenbedingungen und Fristen zur Verbesserung der zahnmedizinischen Versorgung hin. Dieses Gutachten von 2001 verfasste einen notwendigen Maßnahmenkatalog und den benötigten zeitlichen Rahmen, um die zahnmedizinischen Versorgung in Deutschland zu verbessern [12]. Demnach ergaben sich die größten Problemfelder in der zahnärztlichen Diagnostik, Planung und Beratung, im Aufbau risikogerechter Primär- und Sekundärprävention, im Verbraucherschutz der Patienten und in der Aus-, Fort- und Weiterbildung der Zahnärzte und der Assistenzberufen.

„Public Health" ist ein vergleichsweise relativ junges Teilgebiet der (Zahn-) Medizin in Deutschland. Es beschäftigt sich mit dem Management von gesellschaftlichen Gesundheitsproblemen und etablierte sich hierzulande mit der Gründung der „Deutschen Gesellschaft für Public Health" im Jahr 1997 [13].

Ziller & Oesterreich verfassten die erste umfassende Bestandsaufnahme zum Entwicklungsstand von „Dental Public Health" in Deutschland [14]. Darin wird die enorme Wichtigkeit des Präventionsgedanken in der Zahnmedizin hervorgehoben, um den Weg „von der kurativen zur präventiven Zahnheilkunde" weiter voran zubringen. Sie erläuterten außerdem, dass der Kariesrückgang, die sogenannte „caries decline" in Deutschland im Vergleich zu den anderen europäischen Ländern und den USA erst verspätet einsetzte; dies kann auch in dieser Arbeit bestätigt werden. Ein wesentlicher Aspekt von Ziller & Oesterreich ist der Verweis auf die neu zu fokussierende Schwerpunkte der oralen Prävention und die kritische Bewertung der Effektivität von präventiven und therapeutischen Interventionen. So fordern die Autoren eine Anpassung der zahnmedizinischen Versorgungsstrukturen an die Bedürfnisse der sozioökonomischen und medizinischen Risikogruppen. Schon etablierte „Dental Public Health"- Strukturen finden sich demnach unter anderem in den präventiven Tätigkeitsschwerpunkten der Zahnärzten des Öffentlichen Gesundheitsdienstes, im WHO-Kollaborationszentrum „Prävention oraler Erkrankungen" an der Universität Jena, im sächsischen Public-Health-Forschungsverbundes (Projektbereich Zahngesundheit/Dental Public Health), im Arbeitskreis Epidemiologie und Public Health der DGZM, aber vor allem in der regelmäßigen Durchführung der epidemiologischen bevölkerungsrepräsentativen Mundgesundheitsstudien des IDZ (DMS I bis IV) und der regional repräsentativen Study of Health in Pomerania (SHIP) des Community-Medicine-Forschungsverbundes der Universität Greifswald [14]. Außerdem bilden die epidemiologischen Begleituntersuchungen zur Gruppenprophylaxe bei Schulkindern, der DAJ einen weiteren wichtigen Beitrag zur Verbesserung der Präventionsstrukturen [15-20]. Die Ergebnisse aus den Schuluntersuchungen werden im Kapitel 4.6. diskutiert.

Des Weiteren finden sich auch aktuelle, deutschlandweit repräsentative Daten zum Thema Mundgesundheitsverhalten der Kinder und Jugendlichen in DMS IV und dem Kinder- und Jugendgesundheitssurvey (KiGGS) [21]. Die Ergebnisse der Mundgesundheitsstudien (DMS I bis IV) wurden in umfangreichen Buchpublikationen [22-25] und in mehreren Artikeln [26-29] veröffentlicht. Die zahnmedizinischen Erkenntnisse aus SHIP-0 wurden in vielen Publikationen ausgewertet [30-47]. Die hier aufgezeigten und diskutierten Daten zum Thema Mundgesundheit aus SHIP-1 sind noch nicht veröffentlicht. Da diese Daten aus den oben genannten Studien am ehesten eine Trendaussage zum Thema „Mundgesundheit in Deutschland" ermöglichen, aber jedoch noch nicht in einer übersichtlichen und zusammenfassenden Form in einem Kontext diskutiert worden sind, bilden sie wichtigste Grundlage dieser Arbeit.

Betrachtet man der globalen Mundgesundheitsbericht von 2003 der Weltgesundheitsorganisation (WHO), so zeichnet sich gerade in den Entwicklungsländern eine erhebliche Verschlechterung der Mundgesundheit, insbesondere beim Kariesbefall und dem vermehrten Auftreten von Karzinomen in der Mundhöhle ab [48]. Karies und Parodontalerkrankungen sowie der dadurch bedingte Zahnverlust zählen demnach trotz aller Bemühungen zu den häufigsten Infektionserkrankungen der Menschheit. Weltweit sind ungefähr 60-90% aller Schulkinder und der größte Teil der Erwachsenen von der Zahnkaries betroffen [48]. Global sind zwei unterschiedliche Tendenzen bezüglich der Mundgesundheit zuerkennen. Während, wie schon oben erwähnt, die Kariesprävalenz in den Entwicklungsländern in den letzten zwei Jahrzehnten kontinuierlich anstieg, verzeichneten die hochindustrialisierten Länder Westeuropas und die USA vor allem durch die Etablierung kariesprophylaktischer Maßnahmen, wie z.B. durch die Einführung von Fluoridpräparaten, einen signifikanten Rückgang.

Deutschlandweite und regionale Studien zum Thema „Mundgesundheit" in den 90er Jahren konnten zeigen, dass sich dieser Trend weitestgehend auch in der Bundesrepublik Deutschland vollzog [3, 16, 17, 49]. Splieth et al. bestätigten, dass diese Erfolge der „caries decline" vor allem bei Kindern und Jugendlichen durch den Einsatz einer Gruppenprophylaxe mit einer breiten Verfügbarkeit von Fluoriden, sowie der Individualprophylaxe und durch den Einsatz von Fissurenversiegelungen ermöglicht wurden [49]. Des Weiteren wurde gezeigt, dass fluoridiertes Speisesalz unter Kostengesichtspunkten das beste Kosten-Nutzen-Verhältnis hat [50].

Ziller & Micheelis untersuchten die Effektivität und das Kosten-Nutzen-Verhältnis von oralen Präventionsstrukturen vorrangig bei betagten und hochbetagten Senioren in Deutschland [51].

Als Zielsetzung der Präventionsprogramme formulierten sie nach der Kompressionstheorie „das Zusammendrängen des Zahnverlustrisikos auf einen möglichst späten und möglichst kurzen Abschnitt der Lebenszeit eines Menschen". Von einer kurzfristigen oder mittelfristigen Veränderung in der Kostenstruktur- bzw. –volumina (Kostenexplosion oder Ersparnis) gehen die Autoren nicht aus.

Ein Vergleich von Ergebnissen aus einer prophylaktisch orientierten Zahnarztpraxis mit den Ergebnissen aus DMS IV kam zu dem Ergebnis, dass die Praxis-Patienten einen besseren Mundgesundheitszustand hatten als die in DMS IV untersuchten Probanden [52]. Zudem konnte das mögliche Potential aufgezeigt werden, welches auch deutschlandweit in der Verbesserung der oralen Gesundheit durch die Anwendung eines flächendeckenden zahnärztlichen Prophylaxekonzeptes mit individuellem Screening der Risikofaktoren liegen könnte.

Regional wurde in SHIP-0 eine höhere Kariesanfälligkeit (DMF-T und DMF-S Werte) von Frauen in allen Altersgruppen von 25 bis 79 Jahren gegenüber den Männern bestätigt [44, 45]. Des Weiteren konnte herausgestellt werden, dass die Prävalenzen von offenen primären und sekundären Karieslässionen aufgrund des hohen Sanierungsgrades (90 bis 95%) durch gute zahnärztlicher Versorgung sehr gering waren [45]. Die Wurzelkariesprävalenz zeigte keine signifikante geschlechtsspezifische Unterteilung, dennoch wurde hier eine steigende Tendenz für die Zukunft erwogen [44].

Basierend auf DMS III und IV wurde eine epidemiologischen Einschätzung der Parodontitislast vorgenommen [53, 54]. Demnach haben 4 bis 8% der Erwachsenen (35-44 Jahre) und 14 bis 22% der Senioren (65-74 Jahre) eine schwere Parodontitis. Es ist wahrscheinlich, dass in Zukunft die Parodontalerkrankungen eher zunehmen als abnehmen werden. Eine Begründung wird in dem allgemein höheren Zahnerhalt durch die Erfolge in der Kariesbekämpfung gesehen. Einige Studien befassten sich mit der Assoziation von Parodontalerkrankungen und ihren Risikofaktoren. Hinsichtlich dieser Korrelation konnte aus den Daten einer regionalen Studie aus Sachsen der Zusammenhang zwischen einem hohen CPITN-Wert und einer schlechten Mundhygiene dargestellt werden [55]. Kocher et al. untersuchten durch die Auswertung der SHIP-0 (1997-2001) die Risikofaktoren für Parodontitis [36]. Für den Attachtmentverlust, der den Abbau des Parodonts im Laufe des Lebens beschreibt, fanden sie folgende Risikofaktoren: männliches Geschlecht, die Anwesenheit von supragingivale Plaque und Zahnstein, Rauchen und geringe Schulbildung. Für die Kombination von Attachtmentverlust und den daraus folgenden Zahnverlust ergab sich eher eine Anfälligkeit der Frauen. Außerdem konnte gezeigt werden, dass Rauchen der einflussreichste Risikofaktor für eine Parodontitis ist [36]. Dies wurde in einer anderen Untersuchung über die Wirkung von Präventions-Programmen zur Vorbeugung von Parodontopathien bestätigt [56]. Demnach wird davon ausgegangen, dass Antiraucherkampagnen über die Senkung der Raucherprävalenz auch zur Reduzierung von Parodontopathien führen können.

In einem aktuellen Review von 2007 wurden 15 europäische Studien zur Prävalenz des Zahnverlustes, dem wichtigsten Indikator für den Grad der Mundgesundheit, untersucht [57]. Die untersuchten Studien zeichnen sich durch unterschiedliche Untersuchungsmethoden und Validitäten aus und erfassen den Zeitraum von 1968 bis 2006. Ein direkter Vergleich der Studien ist nicht uneingeschränkt möglich und lässt deshalb nur allgemeine Trendaussagen zu. Zusammenfassend konnte aber ein genereller Rückgang der mittleren Anzahl fehlender Zähne und der totalen Zahnlosigkeit, allerdings mit großen Differenzen innerhalb von ländlichen und städtischen Regionen eines Landes und zwischen den untersuchten Studien festgestellt werden. Somit zeigte sich eine geringe allgemeine Verbesserung der Mundgesundheit. Des Weiteren stieg auch in der zeitlichen Betrachtung die mittlere Anzahl fehlender Zähne mit zunehmendem Alter an, wobei sich die totale Zahnlosigkeit, wie nach der Kompressionstheorie („Compression of Morbidity") von Schwartz [58] ursprünglich formuliert von Fries [59] immer weiter ins höhere Alter verschieben würde. Dennoch sei die Zahnlosigkeit so groß, dass sie bei den über 60-Jährigen zu reduzierten, prothetische versorgungsbedürftigen Gebissen führe. Bei den über 65-Jährigen schwankten die Prozentangaben zur totalen Zahnlosigkeit je nach untersuchten Zeitraum, Altersspanne und Region bei Werten zwischen 15% bis 72% [57]. Es konnte außerdem gezeigt werden, dass Frauen in den meisten Studien eine erhöhte Prävalenz von komplett zahnlosen Kiefern haben. In den 15 untersuchten Studien verloren im Durchschnitt während der Untersuchungsperiode von 2 bis 28 Jahren ca. 1% bis 14% einen oder mehrerer Zähne. Die mittlere Anzahl verlorener Zähne variierte zwischen 3 bis 24 pro 100 untersuchten Probanden pro Jahr. Als Risikofaktoren für den Zahnverlust wurden die bekannten Erkrankungen wie Karies und Parodontopathien, aber auch prothetische bzw. kieferorthopädische Gründe, Traumata, und Schmerz (und Weisheitszahnentfernungen) identifiziert.

Verschiedene Studien zeigten, dass Zähne vor allem aufgrund von Karies und Parodontalerkrankungen extrahiert wurden [41, 42, 60-64]. Es konnte jedoch nicht umfassend geklärt werden, ob diese Mundgesundheitsassoziierten oder die sozio-ökonomischen Faktoren die einflussreichsten Risikofaktoren sind. Eine Dissertationsarbeit über die Risikoindikatoren für den Verlust von Zähnen auf Grundlage einer bevölkerungsrepräsentativen Studie in Sachsen konnte die höhere Anfälligkeit der Frauen mit niedrigen Schichtniveau (geringe Schulbildung) für fehlender Zähne bzw. Zahnlosigkeit darlegen [65].

Weihrauch entwickelte in ihrer Dissertationsarbeit aus den Ergebnisse der Querschnittsstudie SHIP-0 ein epidemiologischen Modells zur Identifizierung von Faktoren für außergewöhnlichen Zahnverlust (die 15% der Probanden im Alter von 25 bis 54 Jahren mit dem meisten Zahnverlust) [47]. Zusammenfassend konnten in SHIP-0 keine geschlechtsspezifischen signifikanten Unterschiede in den einzelnen Altersgruppen (25-29, 30-34, 35-39, 40-44, 45-49 und 50-54 Jahre) hinsichtlich des Zahnverlustes herausgefunden werden. Dagegen bestätigten sich die höhere Kariesanfälligkeit der 35-44-jährigen Frauen und die höhere Parodontitisanfälligkeit der 30-34-jährigen Männer. Außerdem konnte eine positive Korrelation zwischen geringer Schulbildung (<10 Klassen) und dem höheren Risiko des Zahnverlustes dargestellt werden. Schlussfolgernd wurden Frauen mit geringer Schulbildung (8 Klassen) und niedrigem Einkommen als Hochrisikogruppe für einen hohen Zahnverlust identifiziert.

Mundt et al. beschrieben in ihrer Arbeit die Risikofaktoren für Zahnverlust von 25- bis 59-jährigen Probanden in der SHIP-0 (1997 bis 2001) [42]. Als signifikante Risikofaktoren für den höchsten Verlust von Zähnen zeigten sich ein geringer sozialer Status (Arbeitslosigkeit, geringe Schulbildung und Einkommen), derzeitiges bzw. früheres Rauchen, schlechter Allgemeinzustand und unregelmäßige und länger zurückliegende Zahnarztbesuche. Auch hier bilden vor allem Frauen mit geringer Schulbildung und geringem Einkommen eine Hochrisikogruppe für den Zahnverlust.

Walter et al. führten 1996 eine regional repräsentative Studie im Bundesland Sachsen, mit dem Ziel den zahnärztlich-prothetischen Versorgungsgrades einzuschätzen, durch [66]. Diese Querschnittsstudie umfasste eine Gesamtstichprobenumfang von n= 714 Probanden, bei denen unter anderem der DMF-T, der CPITN und die prothetische Situation befundet, der Dysfunktionsindex nach Helkimo anamnestisch untersucht und der Schichtindex nach Winkler erfragt wurden. Aufgrund ähnlicher Befundungen wurde ein Vergleich zu DMS I (1989) und II (1992) gezogen. Allgemein konnten die höhere Kariesanfälligkeit und der höhere Versorgungsgrad mit Anteil festsitzender Prothetik bei den erwachsenen Frauen bestätigt werden. Außerdem fand sich auch in dieser Studie die positive Korrelation zwischen Anzahl nicht ersetzter Zähne und geringem Schichtindex.

Schroeder verfasste eine Bedarfsschätzung für zahnärztliche prothetische Leistungen bis zum Jahr 2020 auf Basis der Ergebnisse aus DMS I bis III [67]. Aus der Vielzahl der verschiedenen Szenarien schloss der Autor, dass sich die Mundgesundheit allgemein durch den Rückgang der

Karies- bzw. Parodontalprävalenz verbessern wird. Dennoch sei bis 2020 keine Veränderung in der mittleren Anzahl fehlender Zähne zu erkennen, da sich der Zahnverlust wahrscheinlich ins höhere Alter verschiebt. Der Bedarf für prothetische zahnärztliche Interventionen wird sich voraussichtlich nicht quantitativ, sondern qualitativ zugunsten von festsitzendem und implantatgetragendem Zahnersatz verändern.

In einer weiteren aktuelleren Publikation geht Walter kurz auf die Ergebnisse der DMS IV hinsichtlich der erhöhten Prävalenz von Zahnverlust und die daraus resultierende prothetische Versorgung ein [68]. Er erläutert die Zunahme des festsitzenden Zahnersatzes und von implantatgetragenen Versorgungen und die Abnahme des herausnehmbaren Zahnersatzes im Zeitraum von DMS III auf DMS IV. Mögliche Begründungen für den befundeten höheren Zahnerhalt liegen demnach vor allem in den effektiven Präventionsmaßnahmen aber auch in den „Kohorteneffekten" durch die bessere Allgemeingesundheit bzw. Lebenserwartung der Senioren. Für die Zukunft prognostiziert der Autor eine aufwendigere und komplexere Diagnostik und Therapie in bezug auf Zahnerhaltung und –ersatz seitens der behandelnden Zahnärzte.

Zusammenfassend kann festgestellt werden, dass viele Abhandlungen und Studien zum Thema Mundgesundheit in Deutschland vorhanden sind.

1.2. Ziel- und Problemstellung der Dissertation

In den letzten Jahren wurden in Deutschland einige regionale und nationale Studien durchgeführt, die Prävalenzen von verschiedenen oralen Erkrankungen erfasst haben. Die vorrangige Intention dieser vorliegenden deskriptiven Arbeit soll sein, eine umfassende Übersicht zu schaffen, die die durchgeführten Studien ordnet, untersucht und zu einer Quintessenz zusammenfasst. Dadurch soll eine möglichst genaue Einschätzung aktueller Entwicklungen und zukünftiger Trends zum Thema Mundgesundheit in Deutschland gelingen. Des Weiteren werden die hier formulierten Ergebnisse durch internationale Vergleiche in einen globalen Kontext gestellt.

Der „Sachverständigenrat für die Konzentrierte Aktion im Gesundheitswesen" formuliert in dem Gutachten zur Bedarfsgerechtigkeit und Wirtschaftlichkeit des Gesundheitswesens von 2000/2001 für Zahnmedizin unter anderem folgende Empfehlung: „Im Hinblick auf eine Verbesserung der epidemiologischen Entscheidungsgrundlage geht es nicht nur darum, neue Daten über Art und Qualität der zahnärztlichen Versorgung zu akquirieren, sondern auch die vorhandenen Daten zu publizieren und auszuwerten. Die Datenbasis sollte es ermöglichen,

Vergleiche mit Ländern unterschiedlicher Krankenversicherungssysteme, wie z. B. Schweden und die Schweiz, in Bezug auf Kostenaufwand und Qualität anzustellen." [12].

Die Hauptaussagen dieser Evaluierung stützen sich auf die national repräsentativen Querschnittsstudien („Deutsche Mundgesundheitsstudien" DMS III und IV) des Instituts der deutschen Zahnärzte (IDZ). Parallel zu diesen Studien ermöglicht die regionale Längsschnittstudie SHIP in Vorpommern einen Vergleich mit den deutschlandweiten Entwicklungen. Um eine aussagekräftige Vergleichbarkeit zu erzielen, wurden aus allen Studien nur die WHO-Altersgruppen der Erwachsenen (35-44 Jahre) und der Senioren (65-74 Jahre) herausgefiltert. Außerdem werden diese gesondert betrachtet, um auch altersspezifische Entwicklungen der oralen Erkrankungen besser darstellen zu können. Wie im Literaturteil erwähnt sind zum größten Teil die Daten aus DMS III und IV und aus SHIP-0 in unterschiedlichen Veröffentlichungen publiziert worden; sie sind jedoch noch nicht in einen zusammenhängenden und übersichtlichen Kontext gebracht worden.

Diese vorliegende Arbeit hat einen deskriptiven Charakter mit der Zielsetzung durch eine systematischen Datenvergleich von mehreren Studien eine „Präzisionserhöhung über die größere Zahl von in die Analyse einbezogenen Probanden" zu erreichen [69].

2. Material und Methoden

Grundsätzlich gibt es mehrere regionale und einige nationale Studien zum Thema Mundgesundheit in Deutschland für unterschiedliche Zeitfenster. Eine Limitation in der Auswertung bzw. im Vergleich der Studien ist durch die unterschiedlichen Erhebungszeiträume, Stichprobenanzahlen, Alterskohorten, Indizes und Befundungen gegeben. Daher wurde für den Ergebnisteil dieser Arbeit nur auf die Deutschen Mundgesundheitsstudien (DMS) von 1989 (DMS I) bis 2005 (DMS IV) und die regionale Study of Health in Pomerania von 1997 bis 2001 (SHIP-0) und von 2002 bis 2006 (SHIP-1) zurückgegriffen.

Einige Werte konnten aus den zahlreichen veröffentlichten Publikationen übernommen werden[22-25, 37, 41, 42, 44, 45, 70, 71]. Dies sind die hier dargestellten Prävalenzen des DMF-T in DMS I-IV und in SHIP-0 (Kap. 3.1.), des CPI in DMS I-IV (Kap. 3.3.), der Anzahl der fehlenden Zähne bzw. der totalen Zahnlosigkeit in DMS I-IV und in SHIP-0 (Kap. 3.4.) und der prothetischen Versorgung in DMS I-IV (Kap. 3.5.).

Der größte Teil wurde aber aus den Rohdatensatz von DMS III/IV bzw. SHIP-0/1 mittels SPSS neu berechnet. Dies sind die hier dargestellten Ergebnisse aus SHIP-1 (Kap. 3.1.1., 3.2.1., 3.3.1, 3.4.1., 3.5.1.), die Wurzelkariesprävalenzen in DMS III/IV und SHIP 0/1 (Kap. 3.1). die Hochrechnung der parodontalen Parameter aus DMS III und IV (Tab. 1) und die Assoziationen der Risikofaktoren mit den oralen Kennwerten (Tab. 2 und 3).

Die deskriptive Darstellung der Daten erfolgte mit Hilfe von Balkendiagrammen bzw. Tabellen. Sie stellen die Verteilung verschiedener mundgesundheitsbezogener Variablen für die Alterskohorten der Erwachsenen (35-44 Jahre) und der Senioren (65-74 Jahre) dar.

Deskriptive Darstellung der Daten

1. Daten auf DMS und SHIP
Karies

Der Kariesbefall der Zahnkrone kann mit dem DMF-T Index (Decayed/Missing/Filled-Teeth) beschrieben werden. Dieser Index erfasst Zähne, die aufgrund von Karies zerstört, mit einer Zahnfüllung versehen oder gezogen worden sind. Dabei gibt die Komponente MT („missing teeth") Aufschluss über den Anteil der fehlenden Zähne, die Komponente FT („filling teeth") über den Anteil der gefüllten Zähne und die Komponente DT („decayed teeth") über den Anteil der kariösen, nicht gefüllten Zähne. Der Maximalwert des DMF-T beträgt 28, da Weisheitszähne nicht einbezogen werden. Nach den Kriterien der Weltgesundheitsorganisation liegt z.B. bei den 12-Jährigen ein „sehr niedriger Kariesbefall" bei einem DMF-T-Wert unter 1,2 und ein „niedriger Kariesbefall" bei Werten zwischen 1,2 und 2,6 vor [72]. Für Milchzähne wird analog der dmf-t-Wert erhoben. Der DMF-T Index, der auch von der WHO bevorzugt wird und internationale Vergleiche ermöglicht, wird in den folgenden Ausführungen verwendet, auch wenn in der zahnmedizinischen Forschung darüber hinaus weitere Indizes der Kariesbelastung (z. B. der DMF-S Index oder der Significant Caries Index nach Bratthall [73].) etabliert sind.

Parodontitis

Die Weltgesundheitsorganisation (WHO) favorisiert den Community Periodontal Index (CPI) [74], der auf Sondierungstiefen basiert und eher den parodontalen Behandlungsbedarf feststellt. Auch die Datenlage zu Parodontitisprävalenzen in Deutschland ist daher hauptsächlich durch die Verwendung des CPI geprägt. Für den CPI werden die Zähne nach ihrem Krankheitszustand (Grad 0= keine Blutung, Grad 1= Reizblutung, Grad 2= Zahnstein, Grad 3= Sondierungstiefe 4-5 mm, Grad 4= Sondierungstiefe ≥6 mm) klassifiziert. Der Behandlungsbedarf und die notwendige Therapie resultieren aus dem befundeten CPI-Grad. Eine Hygienisierung (professionelle Zahnreinigung) und Mundhygieneinstruktionen werden beim Grad 1 notwendig. Bei Grad 2 und 3 ist zusätzlich eine gründliche supra- und subgingivale (oberflächliche und tiefere) Zahnsteinentfernung indiziert. Bei Zahnfleischtaschentiefen von ≥6 mm (CPI-Grad 4) ist eine komplexe Parodontalbehandlung (geschlossene bzw. offene Kürettage) notwendig. Der CPI errechnet sich als Maximalwert aus den Einzelbefunden für sechs Indexzähne, die exemplarisch für das gesamte Gebiss stehen. Um eine genauere Entwicklung der Parodontitisprävalenz in Deutschland darstellen zu können wurden für die Hochrechnung der parodontalen Parameter aus DMS III und IV in Tab. 1 diese nochmals mittels SPSS generiert.

Zahnverlust

Für den Zahnverlust wurden die totale Zahnlosigkeit und die mittlere Anzahl fehlender Zähne verwendet. Die totale Zahnlosigkeit ist durch den Verlust aller natürlich vorhandenen 32 Zähne im Ober und Unterkiefer gekennzeichnet. Die mittlere Anzahl fehlender Zähne bezieht sich auf die natürlich vorhandenen 28 Zähne, exklusive der Weisheitszähne.

Wurzelkaries

Die Prävalenz der Wurzelkaries wurde nach dem Root Caries Index (RCI) nach *Katz* [75] an mindestens an einer Zahnfläche, Full-mouth ohne 8er bei bezahnten Probanden dargestellt. Es wurde außerdem zwischen primär kariösen, also noch unbehandelten Wurzeloberflächen und kariösen oder gefüllten Wurzeloberflächen unterscheiden. Zusätzlich konnten aus den Daten der

SHIP 0/1 die Wurzelkaries bei Probanden mit bzw. ohne Gingivarezessionen dargestellt werden.

2. Daten aus den DAJ-Untersuchungen
Karies bei Kindern und Jugendlichen

Um die Mundgesundheit bei Kinder und Jugendlichen zu erfassen, eignen sich die epidemiologischen Erhebungen und Untersuchungen der DAJ („Deutsche Arbeitsgemeinschaft für Jugendzahnpflege e.V."). Die Ergebnisse aus diesen DAJ-Studien sind die Grundlage für die Diskussion der ermittelten Werte bzw. Trends bei den Erwachsenen und Senioren.

Diese Querschnittsstudien wurden in den Jahren 1994 bis 2000 im Abstand von drei Jahren durchgeführt. Das DAJ-Datenmaterial der epidemiologischen Begleituntersuchungen zur Gruppenprophylaxe wurde von den Zahnärzten des öffentlichen Dienstes in Kindergärten und Schulen erhoben. Es liefert Informationen zur Kariesprävalenz für die 6 bis 7-, 9- und 12-jährigen Kinder und 15-jährigen Jugendlichen. Untersucht wurden die Kariesprävalenz der Milch- und bleibenden Zähne sowie die Zahl versiegelter Zähne. Bei der vierten DAJ-Studie im Jahre 2005 haben erstmals alle Bundesländer teilgenommen, so kann sie als national repräsentativ gelten. Im Jahre 2004/2005 wurden in den Kindergärten rund 1,7 Millionen Kinder (Betreuungsgrad 67,2%), in den Grundschulen 2,1 Millionen (66,8%), in den weiterführenden Klassen 5 und 6 ungefähr 600.000 (31,4%) und in den Sonderschulen weitere 270.000 Kinder (46,3%) durch Prophylaxeimpulse (Mundhygieneinstruktionen und Ernährungsberatung) betreut. Von den 13,5 Millionen Kindern und Jugendlichen (0 bis 16 Jahre), die im Jahre 2004/2005 in Deutschland lebten, sind etwa 10,4 Millionen in Kindergärten bzw. in Schulen gemeldet. Ungefähr 3,7 Millionen Kinder nahmen an einer zahnärztlichen Reihenuntersuchung teil. So wurden bei 48,8% der in den Einrichtungen gemeldeten Kinder bzw. Jugendlichen (ohne 7.-10. Klasse) zahnärztliche Untersuchungen durchgeführt [16].

2.1. Design der untersuchten Studien

2.1.1. Deutsche Mundgesundheitsstudien (DMS)

Die DMS-Studien wurden vom Institut der Deutschen Zahnärzte (IDZ) als deutschlandweite, bevölkerungsrepräsentative Querschnittsstudien im Zeitraum von 1989 (DMS I) bis 2005 (DMS IV) durchgeführt [23-25, 76]. DMS I/II/III und IV umfassen jeweils 1763/2031/3065 bzw. 4631 Probanden. DMS III und IV wurden in Gesamtdeutschland durchgeführt und bilden die wichtigste Grundlage dieser Arbeit. Dagegen erfassten DMS I (1989) nur die alten und DMS II (1992) nur die neuen Bundesländer; Ergebnisse aus diesen Studien werden beim Ost-West-Vergleich diskutiert.

In DMS III/IV setzten sich die Alterskohorten aus einer Kinderkohorte (12-Jährige), einer Jugendlichenkohorte (15-Jährige, nur in DMS IV), einer Erwachsenenkohorte (35-44-Jährigen) und einer Seniorenkohorte (65-74-Jährige) zusammen. Die DMS-Studien enthalten einen klinisch-zahnmedizinische Befund und sozialwissenschaftlicher Befragungsteil und sind somit als Datenquelle zum Thema „Mundgesundheit" gut geeignet. Bei diesen Studien liegen valide Vergleichsdaten zur Beurteilung der Mundgesundheit und derer zeitlichen Entwicklung in der deutschen Bevölkerung vor.

2.1.2. Study of Health in Pomerania (SHIP)

SHIP ist eine randomisierte Längsschnittstudie (1997-2001) in der Region Vorpommern im Bundesland Mecklenburg-Vorpommern [34, 35]. Primäres Ziel der Studie war die Untersuchung von Prävalenz und Inzidenz häufiger und populationsrelevanter Erkrankungen und ihrer Risikofaktoren. Somit konnten auch Assoziationen zwischen systemischen Erkrankungen und der Mundgesundheit (z.B. Diabetes und Parodontitis) evaluiert werden. Relevant für diese Arbeit sind das zahnmedizinische Interview, die umfassende zahnmedizinischen Untersuchungen, sowie die umfangreiche und spezifische Erfassung möglicher Risikofaktoren. In der ersten Erhebung SHIP-0 wurden 4310 Probanden zwischen 20 und 81 Jahren untersucht (Response 68,8%). Im ersten Follow-Up nach 5 Jahren (2002-2006, SHIP-1) wurden 3300 Probanden untersucht. SHIP-0 bzw. 1 ermöglichen eine Erfassung der Mundgesundheit in allen Altersgruppen, sowie einen direkten Vergleich der oralen Situation mit den zeitgleich erhobenen DMS III bzw. IV Daten in den Alterskohorten der Erwachsenen und Senioren.

In SHIP-0 liegen umfangreiche Daten zu Kariesprävalenz und –verteilung (DMF-T/S), Parodontalbefunden, Zahnzahl, Zahnbefunden, prothetischem Status, Mundschleimhaut- und Kiefergelenksbefunden, sowie Mundhygieneverhalten vor. Mit SHIF-1 wurde ein 5-Jahres-Follow-up 2006 abgeschlossen. Mit SHIP-2 wurde 2008 ein weiteres 9-Jahres-Follow-up begonnen. Daher kann regional die Mundgesundheit über einen größeren Zeitraum beurteilt werden.

2.2. Geografische Struktur und Bevölkerungsdichte der untersuchten Regionen

Die Deutschen Mundgesundheitsstudien (DMS III und IV) wurden deutschlandweit in 90 Untersuchungszentren = Sample-Points (roten Wimpeln auf der Karte, siehe Abb.1), von drei „Erhebungsteams" innerhalb von sechs Monaten durchgeführt. Die regionale Unterteilung Deutschlands in die 15 einzelnen Bundesländer soll durch die Wahl der Sample-Points laut den Autoren der DMS abgebildet werden. In den Alten Bundesländern gab es 60 und in den Neuen Bundesländern 30 Sample-Points. Die Bundesländer wurden nach „Nielsengebieten" zusammengefasst: 1. Hamburg, Bremen, Schleswig-Holstein, Niedersachsen; 2. Nordrhein-Westfalen; 3. Hessen, Rheinland-Pfalz, Saarland; 4. Bayern; 5. Berlin; 6. Mecklenburg-Vorpommern, Brandenburg, Sachsen-Anhalt und 7. Thüringen, Sachsen.

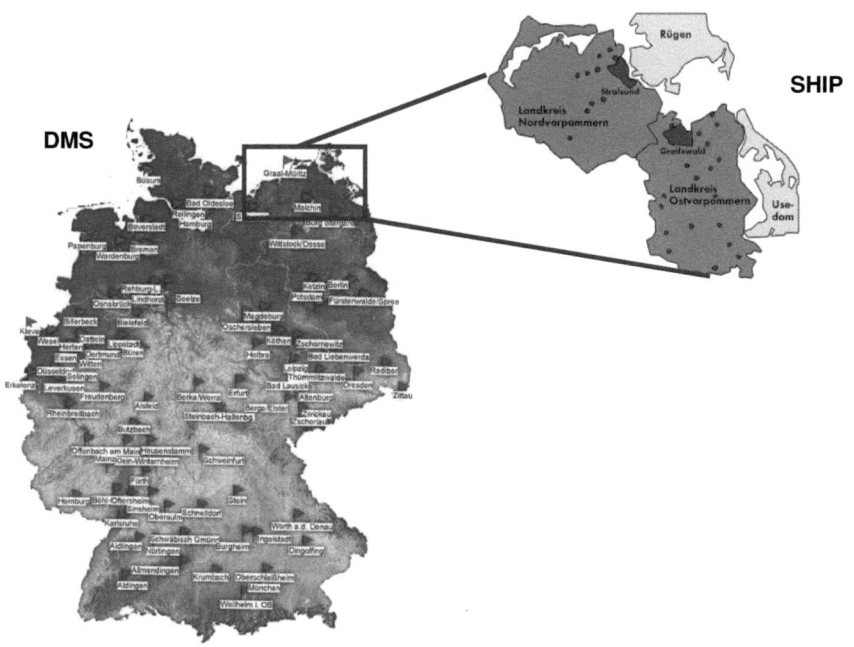

Abb. 1: Einzugsgebiet der Deutschen Mundgesundheitsstudien (DMS) und der Study of Health in Pomerania (SHIP). Quelle: [27, 77]

Das Einzugsgebiet von SHIP umfasst die Landkreise Nord- und Ostvorpommern mit den Städten Greifswald, Stralsund und Anklam sowie 29 Gemeinden (siehe Abb. 1). Als das am dünnsten besiedelte Bundesland (77 Einwohnern je km²) mit einer Fläche von 23171 km² macht Mecklenburg-Vorpommern ca. 6,5% der Gesamtfläche Deutschlands aus. Die Gesamtbevölkerung Deutschland belief sich im Jahre 2005 auf 82,4 Mio. Einwohner, davon waren nur noch 20% jünger als 20 Jahre alt.

Die immer älter werdende Gesellschaft verändert die Alterspyramide deutlich und führt zu einem demographischen Wandel („umgekehrte Alterspyramide"). Der Anteil der über 65-Jährigen wird immer größer, im Jahre 2005 lag dieser für Gesamtdeutschland bei 19,2% [78]. Im Bundesland Mecklenburg-Vorpommern (SHIP) ist dieser Trend noch deutlicher sichtbar. So belief sich der Anteil der unter 20-Jährigen bei einer Gesamtbevölkerung von 1,7 Mio. Einwohnern auf 17,7% und der über 65-Jährigen auf 19,6%.

2.3. Daten- und Befunderhebung in DMS und SHIP

Tabelle 1: Vergleich der erfassten Variablen in DMS und SHIP

Indizes, Daten	DMS III	DMS IV	SHIP-0	SHIP-1
Probanden	3055	4631	4310	3300
Zeitraum	1997	2005	1997-2001	2002-2006
Altersgruppen	WHO-Alterskohorten: Erwachsene (35-44 J.) n=655 Senioren (65-74 J.) n=1367	WHO-Alterskohorten Erwachsene (35-44 J.) n=925 Senioren (65-74 J.) n=1040	Im Alter von 20-79 Jahre Erwachsene (35-44 J.) n=759 Senioren (65-74 J.) n=683	Im Alter von 25-84 Jahre Erwachsene (35-44 J.) n=613 Senioren (65-74 J.) n=592
Response (Ausschöpfung)	Erwachsene: 55,6% Senioren: 56,4% Gesamt: 63,6%	Erwachsene: 52,1% Senioren: 55,7% Gesamt: 63,1%	Gesamt: 68,8%	Gesamt: 76,6%
Erhobene Daten	Zahnmedizinische Untersuchung und Interview	Zahnmedizinische Untersuchung und Interview	Allgemein- und Zahnmedizinische Untersuchung bzw. Interview	Allgemein- und Zahnmedizinische Untersuchung bzw. Interview
Erfassung	National	National	regional (Vorpommern)	regional (Vorpommern)
Studienart	Querschnitt	Querschnitt	Querschnitt	Längsschnitt
Verhältnis Männer zu Frauen	Erwachsene: 47,3% zu 52,7% Senioren: 44,7% zu 55,3%	Erwachsene: 50,6% zu 49,4% Senioren: 46,2% zu 53,8%	Erwachsene: 48,1% zu 51,9% Senioren: 55,9% zu 44,1%	Erwachsene: 45,2% zu 54,8% Senioren: 51,0% zu 49,0%
Anzahl Untersucher	Drei Untersucherteams bestehend aus jeweils einem Zahnarzt und 2 Assistenten	Drei Untersucherteams bestehend aus jeweils einem Zahnarzt und 2 Assistenten	Insgesamt 8 Untersucher, davon 2 Hauptuntersucher Im Rotationsprinzip in Greifswald und Stralsund eingesetzt	Insgesamt 8 Untersucher, davon 2 Hauptuntersucher Im Rotationsprinzip in Greifswald und Stralsund eingesetzt

Kariesbefundung	DMS III/IV	SHIP-0/1
	Full-mouth ohne 8er	Half-mouth ohne 8er
a) Indizes	a) DMF-T/S	a) DMF-T/S
b) Instrumente	b) plane Mundspiegel, WHO-Sonde, Standleuchte, Handlampe	b) prof. Beleuchtung mit nicht vergrößerndem Spiegel und der PAR-Sonde
c) Untersuchung	c) im Kronenbereich nur visuell nicht mit Sonde(Initialkaries), stumpfe PA-Sonde zur Entfernung von Belägen	c) visuelle Kariesdiagnostik, die Sonde wird nur ohne Kraft die Oberfläche abtastend eingesetzt
d) Karies-Grad	d) 0 = gesund	d) 0 = gesund
	1 = Initialkaries(white/brown spot)	1 = Schmelzdefekt
	2 = Einbruch der Fissur	2 = Dentinkaries $\leq$ 3 mm
	3 = Kariöse Läsion	3 = Dentinkaries > 3 mm
	4 = Karies bis zur Pulpa	4 = Füllung
	5 = Sekundärkaries	5 = Sekundärkaries
	X = nicht beurteilbar	6 = extrahiert
		7 = Sonstiges
e) Füllungen & Material	e) Im DMF-Index nur wenn wegen Karies gelegt, A = Amalgam, C = Komposit, G = Gold, Z = GIZ, K = Keramik, F = Fissurenversiegelung, P = Provisorium	e) Keramik, Gussmaterial, Amalgam, Kunststoff/Zement
Zahnbezogene Befunde	Full-mouth	Full-mouth
	M = Extrahiert wegen Karies	M = Fehlt (missing).
	F = Fehlt aus anderen Gründen	L = Lückenschluss nach Zahnverlust durch die benachbarten Zähne
	K = Vollgusskrone	
	VK = Verblendkrone	E = Ersetzt
	A = Krone zur Verankerung	F = Füllung I = Inlay
	B = Brückenglied	D = Teilkrone K = Krone
	E = Ersetzter Zahn (herausnehmbar)	B = Brückenglied
		0 = Zahn ohne Befund
		P = Implantat
	Nur bleibende und voll durchgebrochene Zähne wurden befundet; ohne 8er.	Nur bleibende und voll durchgebrochene Zähne wurden befundet; ohne 8er.

Wurzelkaries

a) Indizes

a) Root Caries Index (RCI) nach *Katz*
bei "at risk Flächen" Maximal 4 Flächen pro Zahn,
Full-mouth ohne 8er,

DMS III/IV: Alle Altersgruppen wurden befundet.

a) Root Caries Index (RCI) nach *Katz*,
Full-mouth ohne 8er, ist die Ausgangsregion einer Karies im Wurzelbereich nicht sicher erhebbar, so wird Wurzelkaries angegeben.
SHIP-0: Alle Altersgruppen wurden befundet.
SHIP-1: Wurzelkaries erst ab dem 45. Lebensjahr erhoben

b) Instrumente

b) stumpfe PA-Sonde

b) stumpfe PA-Sonde

c) Untersuchung

c) Kleben oder Eindringen der Sonde bei kariösen Flächen

c) Diagnosekriterium der Wurzelkaries ist die Erweichung

d) 0 = kein Befund

d) Karies-Grad

d) 0 = kariesfrei
1 = kariös
2-7 = Füllungen
(2 = Amalgam, 3 = Komposit, 4 = Gold, 5 = GIZ, 6 = Keramik, 7 = PV)

1 = Rezession ohne Karies
2 = Rezession und Karies
4 = Füllung zu mehr als 50% oder ausschließlich im Wurzelbereich
5 = Sekundärkaries (Wurzelbereich)

Parodontal befundung

a) Indexzähne

a) Indexzähne 17, 16, 11, 24, 26, 27, 36, 37, 31, 44, 47, 46
Beim CPI: 17, 15, 11, 26, 27, 47, 46, 31, 36, 37 wobei bei den Molaren der schwerste Wert zählt.
Distale Flächen der 8er werden nicht befundet. Einteilung in Sextanten: 18-14,
13-23, 24-28, 38-34, 33-43, 44-48. Mindestens 2 Zähne im Sextant

a) alternierend in 1. und 4. bzw. in 2. und 3. Quadrant, Half-mouth,
Plaque, Zahnstein, Bluten nach Sondierung an den mittleren Incisivi, an den Canini, den ersten Molaren Ober- und Unterkiefer

b) Instrumente

b) **DMS III:** WHO-Sonde, CPI-Sonde mit Kugel Ø 0,5mm, schwarzen Band zw. 3,5 und 5,5mm, sowie Ringen zw. 8,5 und 11,5mm
DMS IV: WHO-Sonde, CPI-Sonde mit Kugel Ø 0,5mm, schwarzen Band zw. 3,5 und 5,5mm, sowie Ringen zw. 3,5 und 11,5mm

b) **SHIP-0:** Messsondentyp PCP11 (Fa. Hu Friedy) mit einer Graduierung von 3mm, 3mm, 2mm, 3mm benutzt (Gesamtmessskala 11mm)
SHIP-1: Messsondentyp PCP 2 (Fa. Hu Friedy) mit einer Graduierung von 2-4-6-8-10-12mm benutzt (Gesamtmessskala 12mm)

c) Untersuchung

c) Druck max. 20 g, bei Einführen Sonde subgingival an anatomischen Wurzelformen
d) **Zahnstein:** visuell

c) Messungen (ca. 0,5 N) wird auf mm geschätzt und auf- oder abgerundet. Blickrichtung auf die Sonde rechtwinklig zum Verlauf

d) Indizes

Plaque-Index (PI): bukkal und mit Sonde
0 = keine Plaque
1 = wenig Plaque
2 = Plaque klinisch erkennbar
3 = viel Plaque
Papillenblutungsindex:
0 = kein Blut, 1 = einzelne Blutpunkte, 2 = mehrere Punkte,
3 = Blutstrecke & interdental,
4 = starke Blutung

d) **Zahnstein:** visuell und Sonde (Tastbefund) nur deutlich sichtbare Befunde angegeben, fühlbare Rauhigkeiten werden nicht als Zahnstein registriert.
Plaque:
1 = keine Plaque
2 = Plaque

Bluten nach Sondierung:
0 = nein, 1 = ja

Community Periodontal Index (CPI):
Grad 0: Keine Blutung
Grad 1: Blutung
Grad 2: supra-oder subgingivaler Zahnstein
Grad 3: Taschentiefe von 4-5 mm
Grad 4: Taschentiefe ≥6 mm

Attachmentverlust:
DMS III:
Jeder Zahn im 1. bis 4. Quadranten von mesial und mesiobukkal, Werte aufgerundet
DMS IV:
Jeder Indexzähne von mesiovestibulär, mediovestibulär und distooral

Sondierungstiefe:
DMS III:
Jeder Zahn im 1. bis 4. Quadranten von mesial und mesiobukkal, Werte aufgerundet
DMS IV:
Jeder Indexzähne von mesiovestibulär, mediovestibulär und distooral

Rezessionen/Hyperplasie
Distanz zwischen Schmelz-Zement-Grenze und Gingivarand
(in ganze mm und auf den nächsten mm)

Community Periodontal Index (CPI):
wurde nicht erhoben, aber Prävalenz der ST 4-6mm wurde erhoben. Diese Werte sind annähernd vergleichbar mit CPI Grad 3 und 4.
Grad 3: Taschentiefe von 4-5 mm
Grad 4: Taschentiefe ≥6 mm

Attachmentverlust/Sondierungstiefe:
Sondierung an jedem der 4 Messorte an den Zähnen 1 bis 7 in den Quadranten 1 und 4 bzw. 2 und 3.
Flächen distobukkal, mittbukkal, mesiobukkal, mittpalatinal bzw. mittlingual
G = Distanz vom Gingivalsaum zur Schmelzzementgrenze
S = Distanz vom Gingivalsaum zum Taschenboden
A = Distanz von der Schmelz-Zementgrenze zum Taschenboden
Furkationsbefall: Furkationen der 1. Molaren im Ober- und Unterkiefer mit der PCP11-Sonde
Messung im Oberkiefer von mittbukkal und mesiopalatinal, Messung im Unterkiefer von mittbukkal und mittlingual.
0 = Keine Einziehung tastbar
1 = Einziehung tastbar
2 = Sonde dringt über die 3 mm-Markierung hinweg in die Furkation ein
3 = Sonde dringt mehr als 8 mm in die Furkation

Prothetischer Befund
a) Indizes

a) Fehlende Zähne
Zahnlosigkeit: Ober- und Unterkiefer
Kronenrestaurationen: Vollmetall-, Verblend-Kronen,
Ankerkronen: Teleskop, Brückenanker
Ersetzte Zähne:
festsitzend/herausnehmbar
Abnehmbare Prothesen: Ober- und Unterkiefer
Teil- und Totalprothesen
Kombinierte Prothesen
Zahnersatz auf Implantaten
Tragedauer: bis 5 Jahre,
5-10 Jahre, 11-15 Jahre, länger als 15 Jahre
Trageweise: Tag/Nacht, nur am Tag, zu bestimmten Anlässen
Prothesenhygiene: visuelle Einschätzung der Beläge

a) Festsitzender Zahnersatz:
(Kronen, Teilkronen, Inlays, Materialeinsatz bei Verblendung von Kronen und Brückengliedern).
Zahnersatz: festsitzend/herausnehmbar
Material Zahnersatz:
festsitzend/herausnehmbar
Totalprothese: Ober- und Unterkiefer
Letzte prothetische Versorgung: vor weniger als 3 Jahren,
Zusatzfrage „Fand die letzte prothetische Versorgung noch zu DDR-Zeiten statt?"
Verankerungsart:
H= Klammer, G = Geschiebe, (intrakoronales, extrakoronales), T = Teleskop, Konuskrone
M = Fehlt (missed)., L = Lückenschluss nach Zahnverlust durch die benachbarten Zähne, E = Ersetzt, F = Füllung I = Inlay, D = Teilkrone K = Krone, B = Brückenglied
0 = Zahn ohne Befund, P = Implantat
Komponenten „M" + „L" + „E" + „B" + „P" ergeben die Zahnverlustrate, Zahnlosigkeit unversorgt:
auch registriert, wenn Zahnersatz zwar vorhanden, aber nicht getragen wird

Sozial-	a) Subjektive Kontrollüberzeugungen	a) Subjektive Kontrollüberzeugungen
Wissenschaftlicher	b) Allg. Gesundheitsempfinden	b) Allg. Gesundheitsempfinden
Fragebogen	c) Inanspruchnahme von Arzt und Zahnarzt	c) Inanspruchnahme von Arzt und Zahnarzt
	d) Mundhygieneverhalten	d) Mundhygieneverhalten
	e) Zwischenmahlzeiten	e) Body-Mass-Index
	f) Risikofaktoren: Rauchen, Alkohol	f) Sozialdemographie: Schulbildung, Geb., Beruf
	g) Psychosoziale Aspekte: Aussehen, Lächeln, Wohlbefinden	g) Inanspruchnahmemuster zahnärztlicher Dienste: Beschwerden/Recall
	h) Soziale Zahnarztbindung	h) Psychosoziale Aspekte: Aussehen, Lächeln, Wohlbefinden
	i) Schulbildung	i) Zwischenmahlzeiten
		j) Zigarettenkonsum
		k) Allg. Beschwerdestatus

2.4. Kalibrierung der Untersucher der DMS und der SHIP

In DMS III und IV wurden die drei Untersucherteams mittels externer Validierungsprüfungen, also Doppelbefundungen kalibriert. Dabei wurden in DMS IV n=123 Probanden und in DMS III n=104 Probanden zum einem von den Studienzahnärzten und zum anderen von den Experten befundet. Hohe Übereinstimmungen zeigten sich in beiden Studien in der Befundung des DMF-T, des CPI und Attachmentverlust. In DMS IV zeigte sich in der Befundung der Wurzelkaries, insbesondere bei der Diagnostik von den kariesfreien Wurzelflächen eine geringere Genauigkeit.

SHIP wurde durch den Forschungsverbund Community Medicine der Universität Greifswald durchgeführt. In Zusammenarbeit mit nationalen und internationalen Experten wurde in drei Testphasen der Ablauf der Studienuntersuchungen geprobt, Untersucher und Interviewer professionell geschult und ein kontinuierliches Qualitätsmonitoring durchgeführt [35]. In SHIP-0 wurden alle Untersucher kalibriert und durch das Bremer „Institut für präventive Untersuchungen und Sozialmedizin" lizenziert, um somit eine hohe Datenqualität zu gewährleisten. Die Summe dieser Maßnahmen sowie die Verwendung wissenschaftlich international anerkannter Untersuchungsmethoden gewährleisten einen Vergleich mit anderen epidemiologischen Studien. Das in SHIP-0 verantwortliche Untersucherteam setzte sich aus insgesamt acht Zahnärzten des Zentrums für Zahn-, Mund- und Kieferheilkunde der Ernst-Moritz-Arndt- Universität Greifswald zusammen, wobei es zwei Hauptuntersucher gab.

3. Ergebnisse

3.1. Prävalenz der Karies

Für Gesamtdeutschland stieg der Anteil der gesunden, füllungsfreien und nicht kariösen Zähne sowohl bei den Erwachsenen als auch bei den Senioren im Zeitraum von 1997 auf 2005 (siehe Abb. 2). Die mittlere Anzahl der fehlenden Zähne (MT-Komponente) sank bei den Erwachsenen deutschlandweit von 1997 bis 2005 um 1,5 Zähne von 3,9 auf 2,4. Spiegelbildlich stieg die Anzahl der naturgesunden Zähne um 1,5. Der Anteil der gefüllten sowie der kariösen, unversorgten Zähne blieb unverändert bei 11,7 bzw. 0,5 in beiden Untersuchungsjahren.

Die 35-44-Jährigen verzeichneten den größten Anteil der gefüllten Zähne (FT), dies verschiebt sich bei den Senioren dann zugunsten der fehlenden Zähne (MT). Bei den 65-74-Jährigen fiel die Anzahl der extrahierten Zähne um 3,5 von 17,6 auf 14,1. Diese Verminderung teilt sich in 1,6 naturgesunde Zähne und 1,9 gefüllte Zähne auf. Der Anteil der kariösen Zähne blieb unverändert bei 0,3 Zähnen.

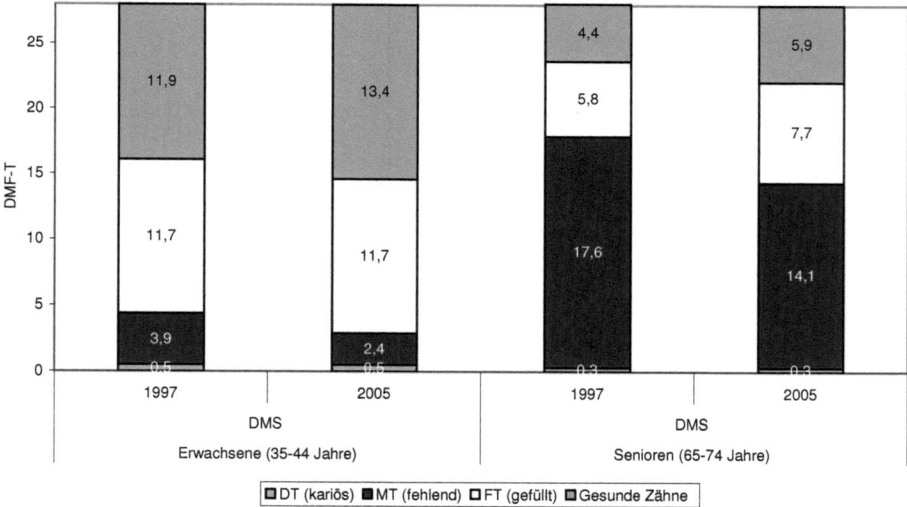

Abbildung 2: Prävalenz der Kronenkaries (mittlerer DMF-T unterteilt in Einzelkomponenten) bei Erwachsenen (35-44 Jahre) und Senioren (65-74 Jahre) in Deutschland. Quelle: DMS-Publikationen [3, 24], eigene Darstellung.

3.1.1. Unterteilung nach Bundesländern

Bei den Erwachsenen in den alten Bundesländern stieg die Anzahl der naturgesunden, nicht kariösen und füllungsfreien Zähne kontinuierlich an (siehe Abb. 3). Der Anteil der gefüllten Zähne veränderte sich nur geringfügig. Bei den 35-44-Jährigen waren im Mittel 11 Zähne (1992) bzw. 12 Zähne (1997 und 2005) gefüllt (siehe Abb. 3). Eine Verbesserung bezüglich der Beminderung von offenen kariösen Läsionen (DT-Komponente) ist in dem Zeitraum von DMS I zu DMS III erkennbar. Demnach reduzierten sich die behandlungsbedürftigen Zähne mit offenen kariösen Läsionen im Mittel um 1,5 Zähne von 2 auf 0,5, um danach bei 0,4 zu stagnieren.

In DMS III verzeichnet die Erwachsenenkohorte fast identische Werte in den alten (DMF-T 16,1) und in den neuen Bundesländern (DMF-T 15,9).

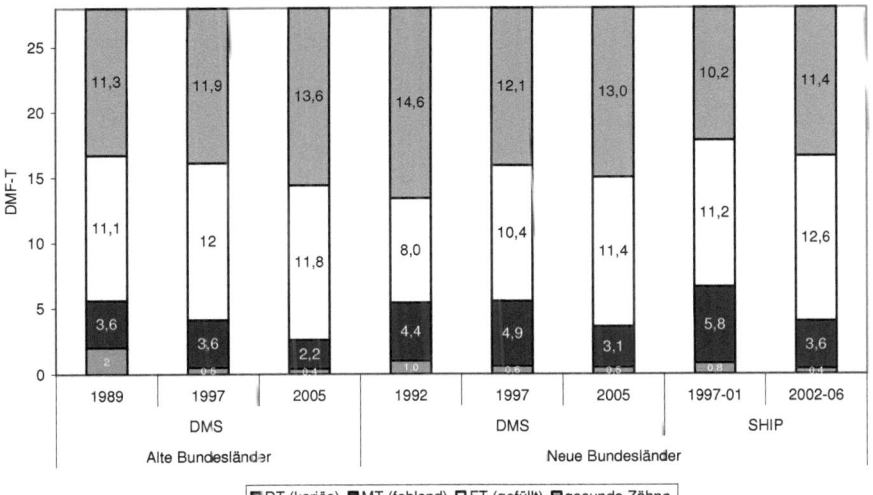

Abbildung 3: Prävalenz der Kronenkaries (mittlerer DMF-T unterteilt in Einzelkomponenten) bei Erwachsenen (35-44 Jahre) in den neuen und alten Bundesländern.
Quelle: DMS-Publikationen [3, 24], [45] und eigene Berechnungen aus SHIP [79, 80].

In den neuen Bundesländern (DMS) wurden 1997 im Mittel 2,5 naturgesunde Zähne weniger verzeichnet als noch 1992, erst 2005 kam es zu einem leichten Anstieg. Parallel dazu stieg der Anteil der gefüllten Zähne um 3,4 von 8 auf 11,4 gefüllte Zähne. Auch die Regionalstudie SHIP verzeichnet in Vorpommern eine geringe Zunahme um 1,4 gefüllte Zähne und eine Abnahme der unversorgten kariösen Zähne (DT-Komponente) von 0,8 auf 0,4 Zähne bei den 35-44-Jährigen. Die MT-Komponente stagnierte sowohl in den neuen als auch in den alten Bundesländern bis 1997, eine merkliche Reduzierung trat erst 2005 ein. Diese Reduzierung ist auch in SHIP-1 beobachtbar.

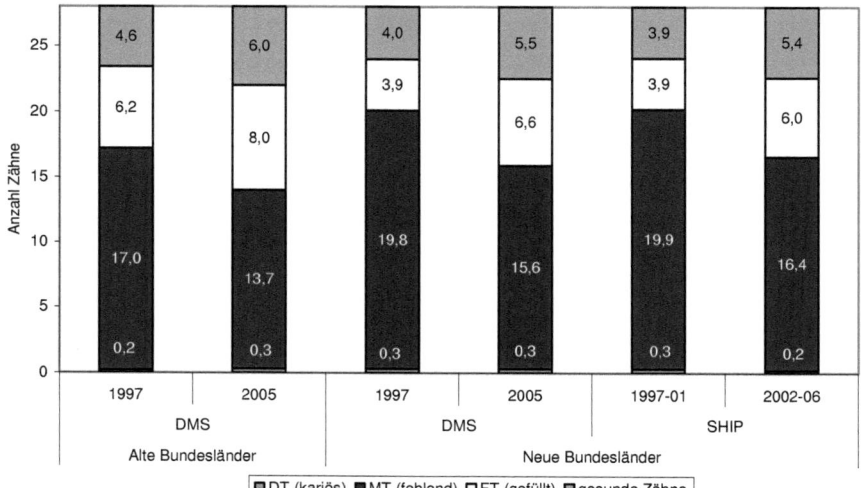

Abbildung 4: Prävalenz der Kronenkaries (mittlerer DMF-T unterteilt in Einzelkomponenten) bei Senioren (65-74 Jahre) in den neuen und alten Bundesländern.
Quelle: DMS-Publikationen [3, 24], [45] und eigene Berechnungen aus SHIP [79, 80].

Bei den Senioren in den alten und neuen Bundesländern blieb die DT-Komponente konstant auf einem geringen Level (siehe Abb. 4). In den alten Bundesländern fiel die Anzahl der fehlenden Zähne um 3,3 Zähne, parallel dazu stiegt die FT-Komponente um 1,8 und die Anzahl der gesunden Zähne um 1,4.

Auch in den neuen Bundesländern sank die MT Komponente in DMS IV um 4,2 Zähne und in SHIP-0 um 3,5 Zähne zugunsten von 2,7 gefüllten und 1,5 gesunden Zähne in DMS bzw. 2,1 gefüllten und 1,5 gesunden Zähne in SHIP.

3.1.2. Geschlechtsspezifische Unterteilung

Deutschlandweit (DMS) ist bei den Erwachsenen (siehe Abb. 5), als auch bei den Senioren (siehe Abb. 7) eine höhere Anfälligkeit der Frauen bezüglich der Karieslast erkennbar. Diese blieb auch während des allgemeinen Kariesrückgangs fast unverändert. So lag der Unterschied im DMF-T-Wert zwischen Männern und Frauen bei den Erwachsenen 1997 bei 1,3 bzw. 2005 bei 1,2 Zähnen und bei den Senioren 1997 bei 1,8 bzw. 2005 bei 1,7. Die erwachsenen Frauen hatten im Durchschnitt in 1997 1,4 gefüllte und 0,2 fehlende Zähne mehr und 1,3 gesunde Zähne weniger als die Männer. In 2005 waren es auch 1,4 gefüllte aber nur 0,1 fehlende Zähne mehr und 1,2 gesunde Zähne weniger. Bei den offenen kariösen Läsionen verschob sich der geschlechtsspezifische Unterschied mit 0,3 bzw. 0,1 mehr kariösen Zähnen, zugunsten der Männer. Bei den Seniorinnen war der Unterschied vorrangig durch die höhere MT-Komponenten geben. So hatten sie im Durchschnitt 1997 2 und 2005 1,6 fehlende Zähne mehr als die Männer (siehe Abb. 7). Aber auch hier war der Anteil unversorgten, kariösen Läsionen bei den Männern etwas höher (0,1 bzw. 0,2, siehe Abb. 7).

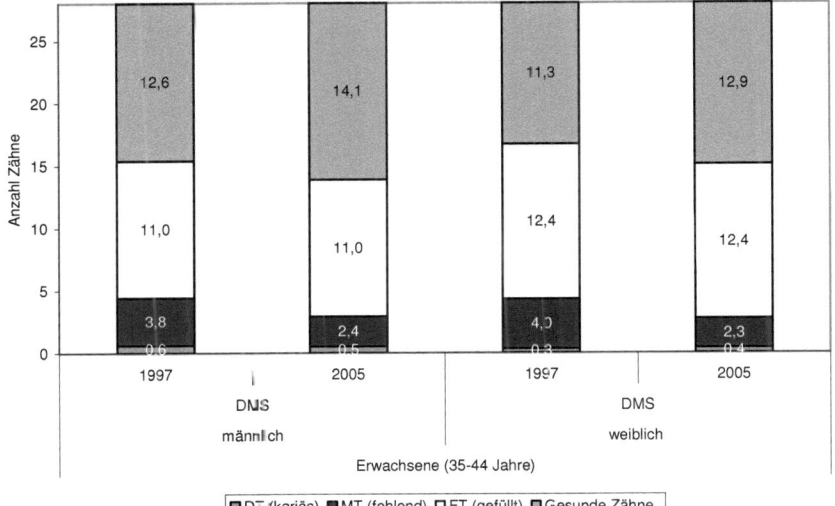

Abbildung 5: Geschlechtsspezifische Prävalenz der Kronenkaries (mittlerer DMF-T unterteilt in Einzelkomponenten) bei den Erwachsenen (35-44 Jahre). Quelle: DMS-Publikationen [3, 24]

Auch in der regionalen SHIP zeichnet sich ab, dass die 35-44- bzw. 65-74-Jährigen Frauen eine höhere Anfälligkeit bezüglich der Kariesprävalenz haben. So hatten erwachsene Frauen im mittel in SHIP-0 einen um 2,7 höheren DMF-T und in SHIP-1 einen um 1,6 höheren DMF-T-Wert als die Männer ihre Alterskohorte. (siehe Abb. 6).

Bei den Seniorinnen erhöhte sich bei gleichzeitiger Abnahme der allgemeinen Kariesprävalenz die Differenz zwischen Frauen von Männern von 0,8 in SHIP-0 auf 1,1 in SHIP-1 leicht (siehe Abb. 8).

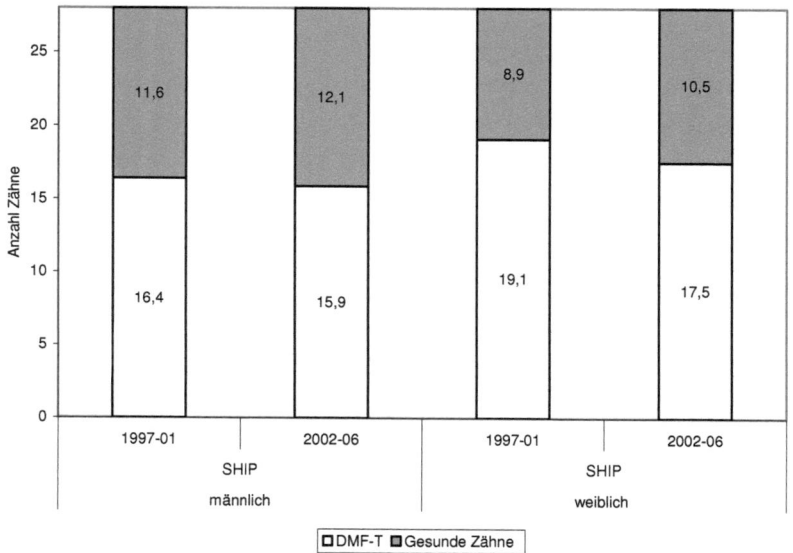

Abbildung 6: Geschlechtsspezifische Prävalenz der Kronenkaries (mittlerer DMF-T Wert) bei Erwachsenen (35-44 Jahre). Quelle: eigene Berechnungen aus SHIP [79, 80].

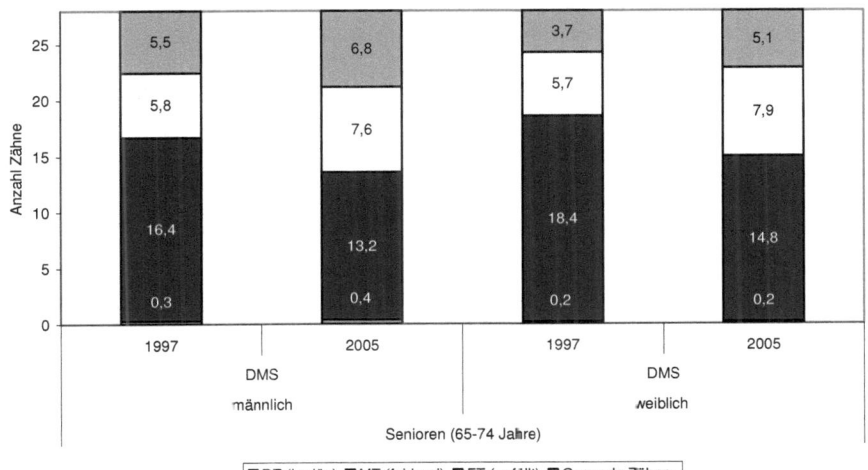

Abbildung 7: Geschlechtsspezifische Prävalenz der Kronenkaries (mittlerer DMF-T unterteilt in Einzelkomponenten) bei Senioren (65-74 Jahre). Quelle: DMS-Publikationen [3, 24].

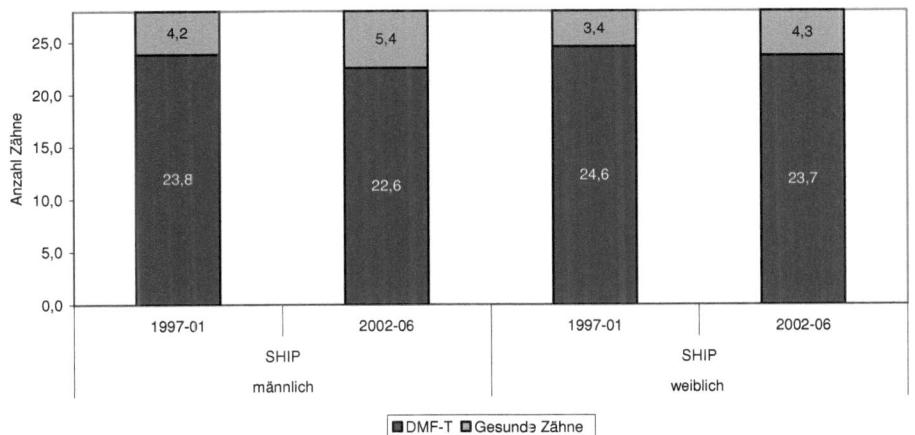

Abbildung 8: Geschlechtsspezifische Prävalenz der Kronenkaries (mittlerer DMF-T Wert) bei den Senioren (65-74 Jahre). Quelle: DMS-Publikationen [3, 24], [45] und eigene Berechnungen [80].

Die Abbildung 9 zeigt die spezifische Verteilung der Karies an ihren Prädilektionsstellen. Im Vergleich zu den Kindern und Jugendlichen sind bei den Erwachsenen (35-44-Jährige) und Senioren (65-74-Jährige) öfter Glattflächen- bzw. Approximalkaries erkennbar.

Während der Anteil der okklusalen Karies bei den Senioren im Vergleich zu der Erwachsenenkohorte zurückging, so ist ein leichter Anstieg bei der Karies auf den Glattflächenkaries und eine Stagnation bei der Approximalkaries erkennbar (siehe Abb.9).

Die SHIP-0 bestätigt die altersspezifische Abnahme der Okklusalkaries, zeigt aber eine Stagnation bei der Glattflächenkaries und eine geringen Anstieg bei der Approximalkaries (Abb. 10).

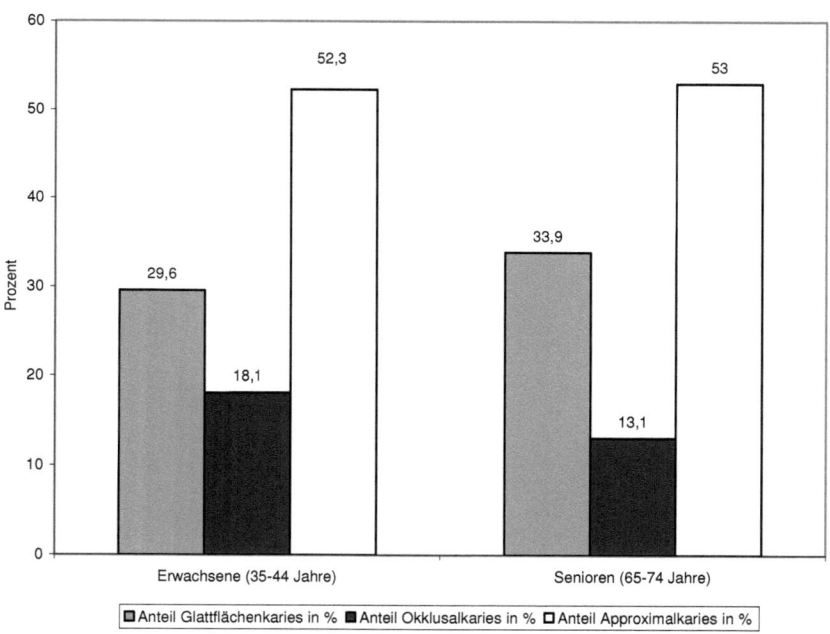

Abbildung 9: Lokalisation unversorgter kariöser Zahnflächen in den Altersgruppen in DMS IV (2005). Quelle: DMS Publikation [25], eigene Darstellung.

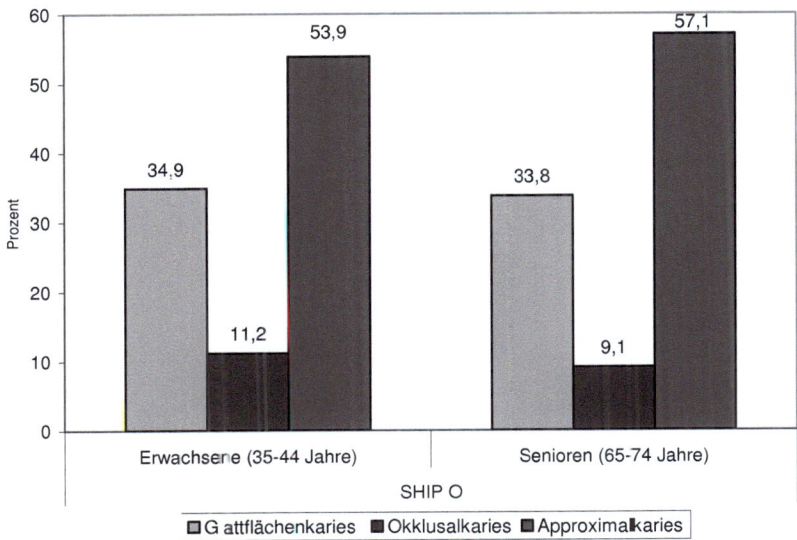

Abbildung 10: Lokalisation unversorgter kariöser Zahnflächen bei Erwachsenen (35-44 Jahre) und Senioren (65-74 Jahre) in SHIP-0 (1997-01). Quelle: DMS Publikation [25], eigene Berechnungen aus SHIP-0 [79].

3.2. Prävalenz der Wurzelkaries

Abbildung 11 zeigt die Prävalenz der Wurzelkaries bei allen bezahnten Patienten in DMS III und DMS IV. Deutschlandweit zeigte sich bei den Erwachsenen eine Stagnation bezüglich der Prävalenz der kariösen oder gefüllten Wurzelflächen und eine leichte Abnahme der kariösen Wurzelflächen. Dagegen nahm bei den Senioren die Prävalenz der kariösen und gefüllten bzw. kariösen Wurzelflächen im Mittel um 18,5% bzw. 14,1% zu (siehe Abb.11).

In Abbildung 12 werden außerdem Probanden mit Gingivarezessionen in DMS III und IV betrachtet. In beiden Alterskohorten ist eine höhere Prävalenz von unbehandelter Wurzelkaries bei vorhandenen Gingivarezessionen erkennbar. Außerdem wird eine altersspezifische und zeitliche Zunahme deutlich.

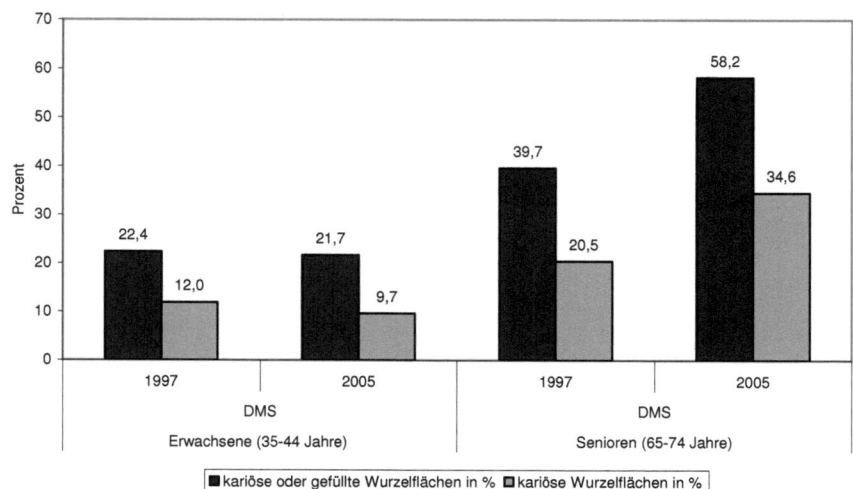

Abbildung 11: Prävalenz der Wurzelkaries (kariöse oder gefüllte bzw. kariöse Wurzelflächen) bei bezahnten Erwachsenen (35-44 Jahre) und bezahnten Senioren (65-74 Jahre) in Gesamtdeutschland. Quelle: Eigene Berechnungen aus DMS [3, 24].

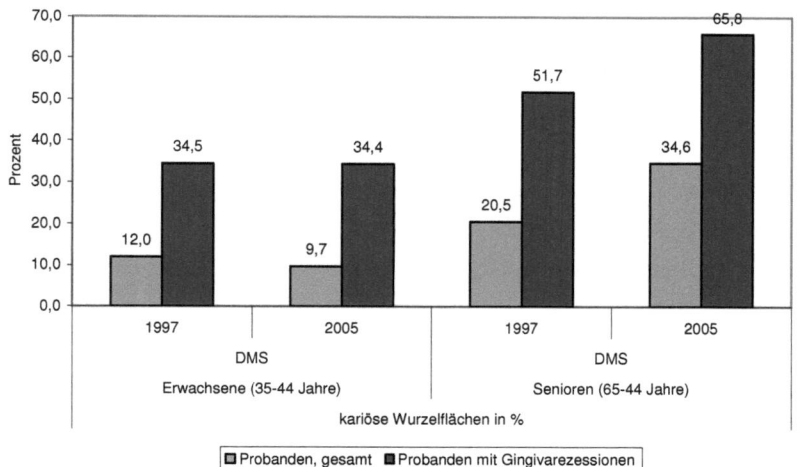

Abbildung 12: Prävalenz der Wurzelkaries (kariöse Wurzelflächen) bei bezahnten Erwachsenen (35-44 Jahre) und Senioren (65-74 Jahre) mit und ohne Gingivarezessionen in Deutschland. Quelle: Eigene Berechnungen aus DMS [3, 24].

3.2.1. Unterteilung nach Bundesländern

In den alten Bundesländern zeigte sich eine Abnahme der bezahnten Erwachsenen mit gefüllter bzw. unbehandelter Wurzelkaries (siehe Abb. 13) von DMS III zu DMS IV. Dagegen kam es in den neuen Bundesländern zu einer Zunahme. Dies bestätigte sich auch bei den Senioren der alten bzw. neuen Bundesländern (siehe Abb. 14).

Auch SHIP konnte diese höhere Anfälligkeit von freiliegenden Wurzelflächen durch Gingivarezessionen bestätigen, wenn auch die Differenzen geringer ausfielen (siehe Abb. 15). In der zeitlichen Betrachtung fallen eine Stagnation hinsichtlich der Wurzelkaries bei allen Probanden und ein geringer Anstieg bei den Probanden mit Rezessionen auf.

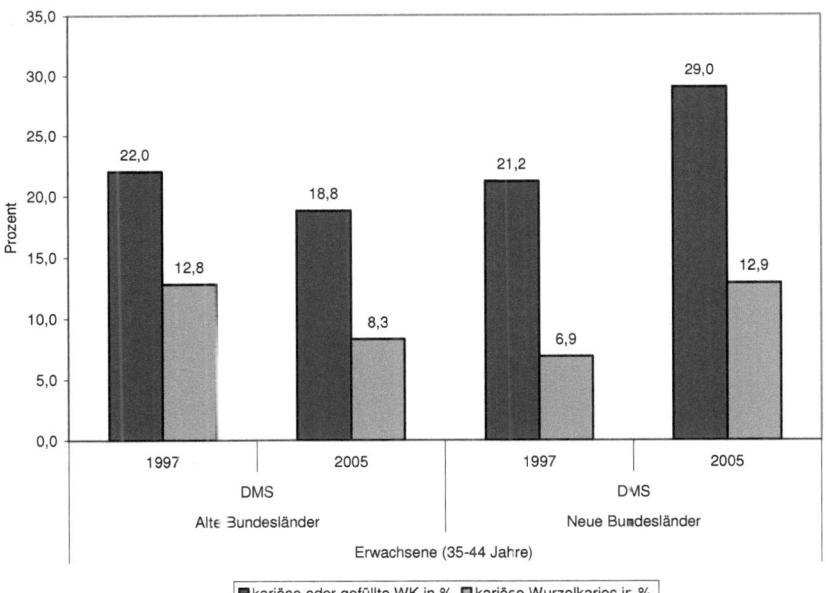

Abbildung 13: Prävalenz der Wurzelkaries (kariöse oder gefüllte bzw. kariöse Wurzelflächen) bei bezahnten Erwachsenen (35-44 Jahre) in den alten und neuen Bundesländern. Quelle: Eigene Berechnungen aus DMS [3, 24].

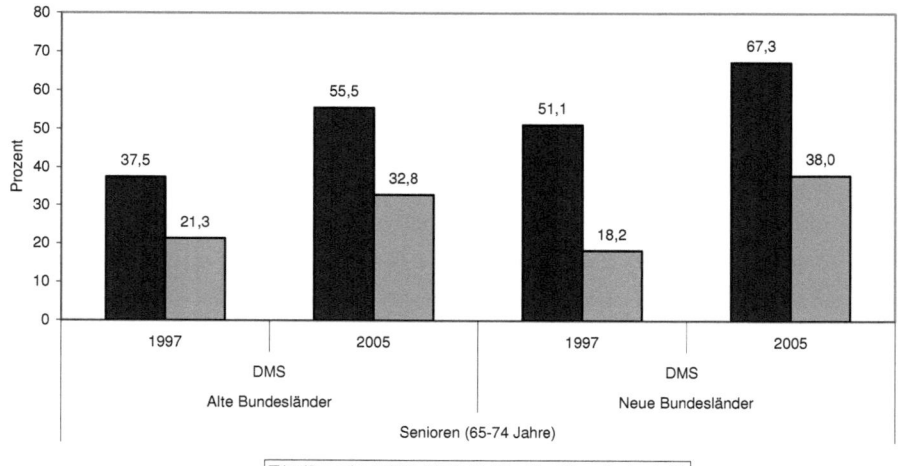

Abbildung 14: Prävalenz der Wurzelkaries (kariöse oder gefüllte bzw. kariöse Wurzelflächen) bei bezahnten Senioren (65-74 Jahre) in den alten und neuen Bundesländern. Quelle: Eigene Berechnungen aus DMS [3, 24].

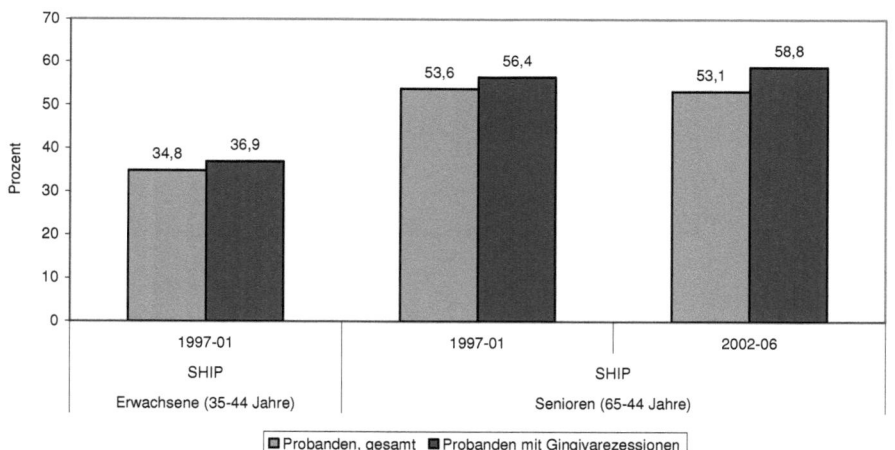

Abbildung 15: Prävalenz der Wurzelkaries (kariöse Wurzelflächen) bei bezahnten Erwachsenen (35-44 Jahre) und Senioren (65-74 Jahre) mit und ohne Rezessionen in SHIP-0 und SHIP-1. Quelle: Eigene Berechnungen aus SHIP [44].
(Anmerkung: In SHIP-1 wurde die Wurzelkaries erst ab dem 45. Lebensjahr erhoben.)

3.2.2. Geschlechtsspezifische Unterteilung

Bei den Erwachsenen ist eine höhere Anfälligkeit der Männer bezüglich der Prävalenz von kariösen oder gefüllten (siehe Abb. 16) bzw. der kariösen Wurzelflächen (siehe Abb. 17) zuerkennen. Im Vergleich von DMS IV zu DMS III erhöhte sich der Unterschied von 5,8% auf 9,1% bei den kariösen oder gefüllten Wurzelflächen (siehe Abb. 16) bzw. kariösen von 6,8% auf 7,7% (siehe Abb. 17). Die geschlechtsspezifischen Unterschiede bei den Senioren hinsichtlich kariöser oder gefüllter Wurzelflächen zeigten sich nur in DMS III (47,2% vs. 33,9%). Deutlicher wird der Unterschied in der Betrachtung der kariösen Wurzelflächen. So war die Prävalenz von unbehandelter Wurzelkaries bei den Männern in DMS III und IV deutlich höher als bei den Frauen (25,8% vs. 16,4% bzw. 32,2% vs. 37,3%, siehe Abb. 17).

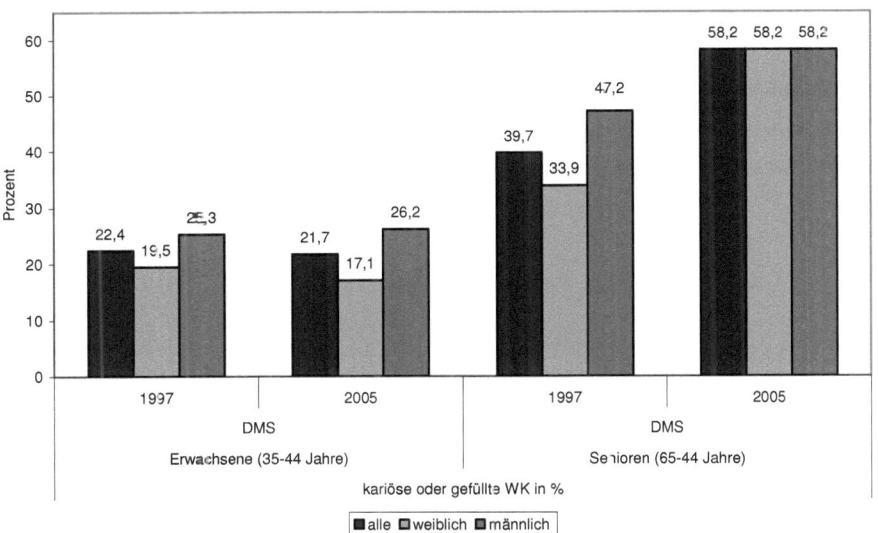

Abbildung 16: Geschlechtsspezifische Prävalenz der Wurzelkaries (gefüllte und kariöse Wurzelflächen) bei bezahnten Erwachsenen (35-44 Jahre) und Senioren (65-74 Jahre) in Deutschland. Quelle: Eigene Berechnungen aus DMS [3, 24].

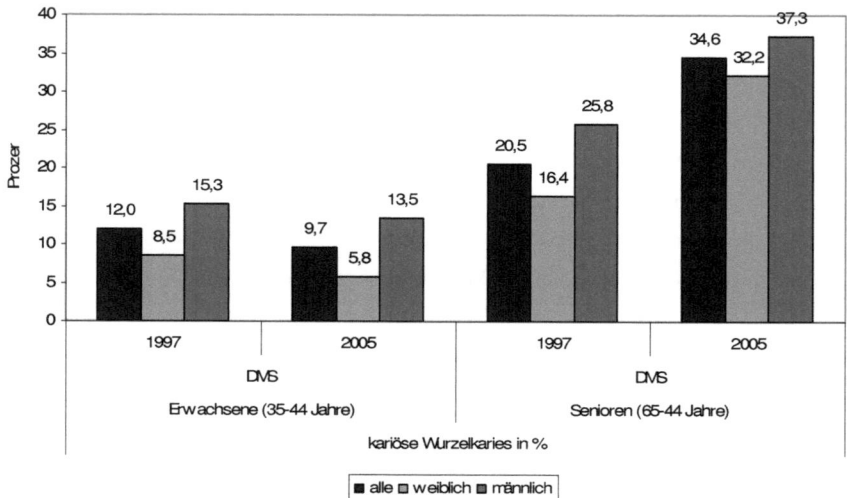

Abbildung 17: Geschlechtsspezifische Prävalenz der Wurzelkaries (kariöse Wurzelflächen) bei bezahnten Erwachsenen (35-44 Jahre) und Senioren (65-74 Jahre) in Deutschland. Quelle: Eigene Berechnungen aus DMS [3, 24].

3.3. Verbreitung der Parodontopathien

Betrachtet man deutschlandweit zunächst den Trend des CPI von 1997 und 2005, dann fällt ein deutlicher Anstieg der Grade 3 und 4 auf (siehe Abb. 18). 1997 hatte die Hälfte (46,3%) der Erwachsenen und 2005 73,2% einen Grad 3 oder 4. Parallel dazu kam es zu einem Rückgang des CPI-Grad 0, also der parodontal gesunden Gebisse von 15,1% auf 0,5% und zu einer Stagnation des CPI-Grad 1 um 11%. Bei den Senioren zeigte sich ein ähnliches Bild (siehe Abb. 18). Hier sank der Anteil der parodontal gesunden Personen (CPI-Grad 0) von 5,7% auf 1,4% und der Anteil der Betroffenen mit einem CPI-Wert von 3 oder 4 stieg von 64,1% auf 87,8% an.

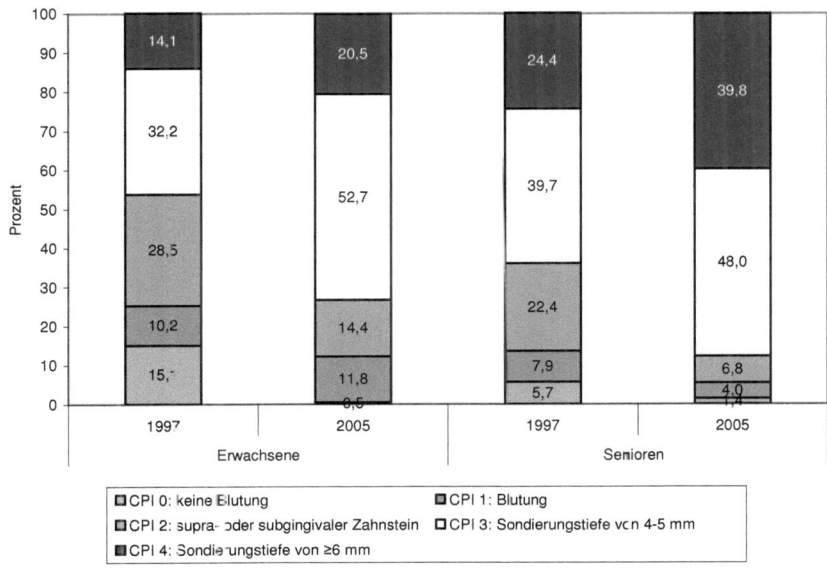

Abbildung 18: Entwicklung der CPI-Werte bei Erwachsenen (35 bis 44 Jahre) und bei Senioren (65 bis 74 Jahre) in Deutschland. Quelle: DMS Publikationen [3, 24].

3.3.1. Unterteilung nach Bundesländern

Die ostdeutsche Population zeigte 1997 im Vergleich zur westdeutschen Population höhere CPI-Werte (CPI-Grad 3 oder 4: 76,5% vs. 38,2% bei den Erwachsenen (Abb. 19) bzw. 61,4% vs. 77,8% bei den Senioren (Abb. 20). Diese Differenzen nähern sich 2005 an (bzw. 78,6% vs. 72,1% bei den Erwachsenen). Bei den Senioren in den alten Bundesländern zeigten sich dann leicht höhere Werte, als in den neuen Bundesländern (85,4% vs. 88,4%).

Die Alterskohorten der 35-44-Jährigen wurden darüber hinaus auch in DMS I und in DMS II untersucht (siehe Abb. 19). Demnach kam es in den alten Bundesländern im Zeitraum von 1989 zu 1997 zu einer Reduzierung von CPI Grad 3 oder 4 und in den neuen Bundesländern im Zeitraum von 1992 zu 1997 zu einem Anstieg. Von DMS III von DMS IV stieg der CPI Grad 3 oder 4 in den alten Bundesländern stark (38,3% auf 72,1%). Dagegen kam es in den neuen Bundesländern zu einer leichten Reduzierung von CPI Grad 4 von 31,3% auf 27,8% und zu einem leichten Anstieg von CPI Grad 3 von 45,2% auf 50,5%. Bei den Senioren kam es in der zeitlichen Betrachtung von DMS III zu DMS IV in den alten Bundesländern zu starken Anstieg von CPI 3 und 4 (Abb. 20). Eine Stagnation bezüglich des CPI Grad 4 und ein leichter Anstieg beim CPI Grad 3 ist in den neuen Bundesländern erkennbar.

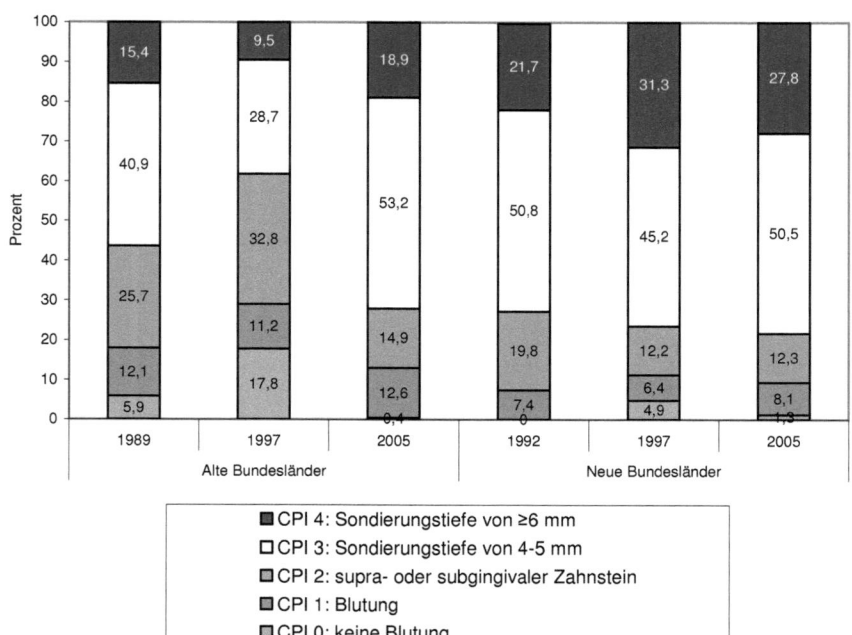

Abbildung 19: Entwicklung der CPI-Werte bei Erwachsenen (35 bis 44 Jahre) in den alten und neuen Bundesländern. Quelle: DMS Publikationen [3, 24], eigene Darstellung.

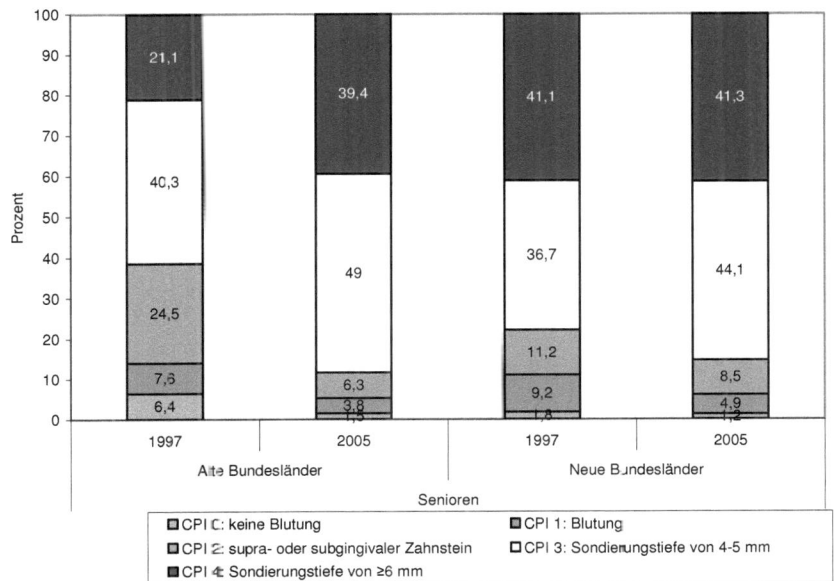

Abbildung 20: Entwicklung der CPI-Werte bei Senioren (65 bis 74 Jahre) in den alten und neuen Bundesländern. Quelle: DMS Publikationen [3, 24], eigene Darstellung.

3.3.2. Geschlechtsspezifische Unterteilung

Betrachtet man die Abbildung 21 bzw. 22, so fällt bei den männlichen Erwachsenen und Senioren eine höhere Prävalenz der CPI Grade 3 und 4 gegenüber den Frauen auf (CPI 3 oder 4, 1997: 49,1% vs. 43,2% bei den Erwachsenen bzw. 66,4% vs. 62,3% bei den Senioren). Diese geschlechtsspezifischen Unterschiede verstärkten sich in DMS IV (CPI 3 oder 4: 79,0% vs. 67,3% bei den Erwachsenen bzw. 92,1% vs. 83,8% bei den Senioren). Betrachtet man die Häufigkeit von Grad 3 und 4 getrennt, so wird deutlich, dass die Frauen in beiden Alterskohorten und zu beiden Studienzeitpunkten häufiger einen CPI Grad 3 hatten als die Männer. Eine Abweichung von diesem Trend ist bei den erwachsenen Frauen in DMS IV ersichtlich (siehe Abb. 21). Dagegen lag eine höhere Prävalenz von Grad 4 bei den Männern aller Alterskohorten und zu allen Zeitpunkten vor. In der zeitlichen Betrachtung von DMS III zu DMS IV ist sowohl bei den Frauen, als auch bei den Männern beider Alterskohorten ein Zuwachs hinsichtlich des CPI Grade 3 und 4 und ein Abfall bei der parodontal gesunden Gebissen (CPI Grad 0) erkennbar (siehe Abb. 21 und 22).

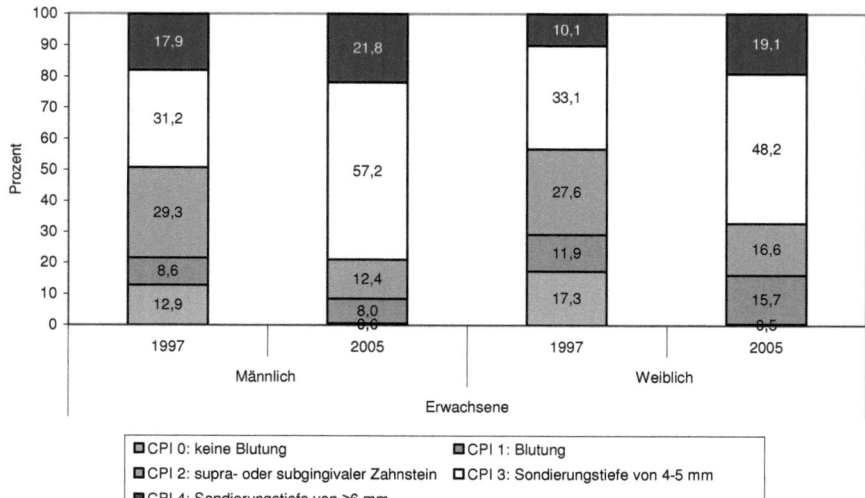

Abbildung 21: Geschlechtsspezifische Unterteilung der CPI-Werte bei Erwachsenen (35 bis 44 Jahre) in Deutschland von 1997 zu 2005. Quelle: DMS Publikationen [3, 24].

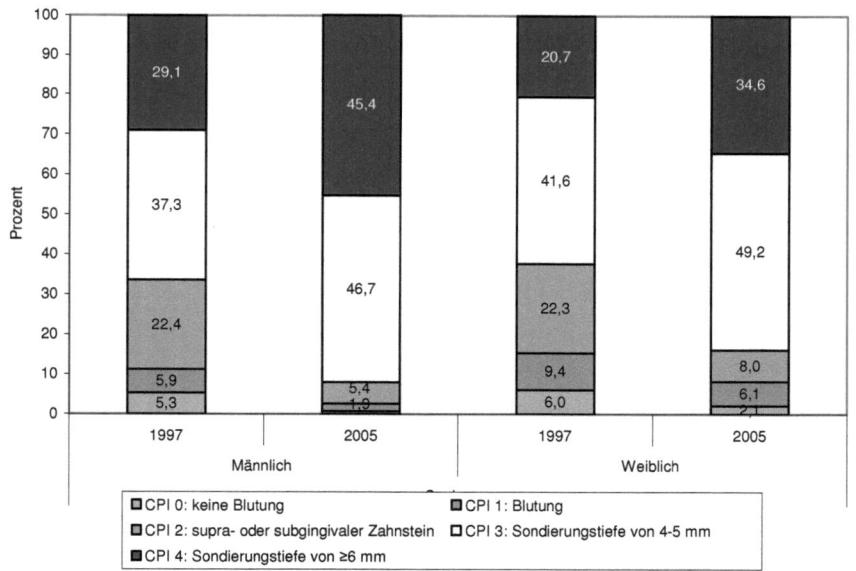

Abbildung 22: Geschlechtsspezifische Unterteilung der CPI-Werte bei Senioren (65 bis 74 Jahre) in Deutschland von 1997 zu 2005. Quelle: DMS Publikationen [3, 24].

Tabelle 2: Ausmaß von Attachmentverlust und Sondierungstiefe im Gesamtgebiss und deren zeitliche Entwicklung von 1997 auf 2005. Quelle: eigene Umrechnungen auf das Gesamtgebiss aufgrund Grundlage der DMS Daten.

		DMS III	DMS IV	Veränderung
Erwachsene (35 bis 44 Jahre)				
mittlere Zahnzahl bei befundeten Probanden		24,1	25,5	
mittlerer Attachmentverlust (AV) in mm		2,790	2,406	Abnahme
mittlere Sondierungstiefe (ST) in mm		2,234	2,301	Stagnation
Anteil Personen mit AV≥3 mm in %		93,0	96,4	Zunahme
erkrankte Zähne mit	AV 3-4 mm	11,4	14,1	Zunahme
	AV ≥5 mm	6,2	5,9	Stagnation
Anteil Personen mit ST ≥4 mm in %		64,7	84,6	Zunahme
erkrankte Zähne mit	ST 4-5 mm	7,5	7,9	Zunahme
	ST ≥6 mm	1,6	1,2	Abnahme
Senioren (65 bis 74 Jahre)				
mittlere Zahnzahl bei befundeten Probanden		14,3	17,9	
mittlerer Attachmentverlust (AV) in mm		4,234	4,156	Stagnation
mittlere Sondierungstiefe (ST) in mm		2,564	2,687	Zunahme
Anteil Personen mit AV≥3 mm in %		100	100	Stagnation
erkrankte Zähne mit	AV 3-4 mm	6,2	7,4	Zunahme
	AV ≥ 5 mm	8,4	9,7	Zunahme
Anteil Personen mit ST ≥4 mm, %		100	100	Stagnation
erkrankte Zähne mit	ST 4-5 mm	8,0	7,3	Abnahme
	ST ≥6 mm	1,8	2,3	Zunahme

Hochrechnung der Ergebnisse aus DMS III und DMS IV auf eine Gesamtgebiss-Erhebung aufgrund der unterschiedlichen Erhebung von Attachmentverlust und Sondierungstiefe (Halfmouth vs. Indexzähne, 2 vs. 3 befundete Flächen) in den beiden DMS-Studien. Dies ermöglicht eine Vergleichbarkeit beider Studien.

In DMS IV hatten die Erwachsenen durchschnittlich 1,5 Zähne mehr als noch in DMS III (siehe Tab. 2). Bei den Erwachsenen stieg der Anteil der parodontal erkrankten Personen (AV≥3 mm) von 93,0 auf 96,4% an. Der mittlere AV fiel von 2,8 auf 2,4 mm leicht ab. Die durchschnittliche Anzahl moderat erkrankter Zähne (AV 3-4 mm) nahm hingegen um 2,7 Zähne zu, bei einem stagnierenden Anteil schwer erkrankter Zähne (AV≥5 mm) (5,9 vs. 6,2). Der Anteil der

Probanden mit ST≥4 mm stieg von 64,7 auf 84,6%. Die mittlere ST stagniert bei 2,2 bzw. 2,3 mm. Im Mittel waren bei den Erwachsenen in DMS IV von 25,5 Zähnen 7,9 moderat und 1,2 Zähne schwer erkrankt. In DMS III waren es noch von 24,1 Zähnen im Mittel 7,5 die moderat und 1,6 die schwer erkrankt waren.

Die Senioren hatten in DMS IV durchschnittlich 3,3 Zähne mehr als in DMS III. Der mittlere AV blieb mit ~4,2 mm unverändert, die mittlere ST nahm dagegen leicht zu. In dieser Alterskohorte zeigte sich im Vergleich zu den Erwachsenen ein gegenteiliges Bild. So kam es zu einer leichten Abnahme der erkrankten Zähne mit moderater ST (4-5 mm) von 8,0 auf 7,3 und zu einer leichten Zunahme der schwer erkrankten Zähne mit einer ST von ≥6 mm (von 1,8 auf 2,3). Bei der zeitlichen Betrachtung des AV zeigte sich hier sowohl beim moderaten als auch bei schweren AV eine deutliche Zunahme (von 6,2 auf 7,4 bzw. von 8,4 auf 9,7).

3.4. Prävalenz von Zahnverlust/Zahnlosigkeit

In der zeitlichen Betrachtung von DMS III zu DMS IV kam es zu einer sehr geringen Veränderung in beiden Alterskohorten mit total zahnlosen Ober- und Unterkiefer (siehe Abb. 23). Bei den Erwachsenen wird eine Stagnation um 1% und bei den Senioren eine geringe Reduzierung von 24,8% auf 22,6% deutlich. Diese zahnlosen Ober- und Unterkiefer waren bei den 35-44-Jährigen komplett und bei 65-75-Jährigen zu 90 bis 94% prothetisch versorgt.

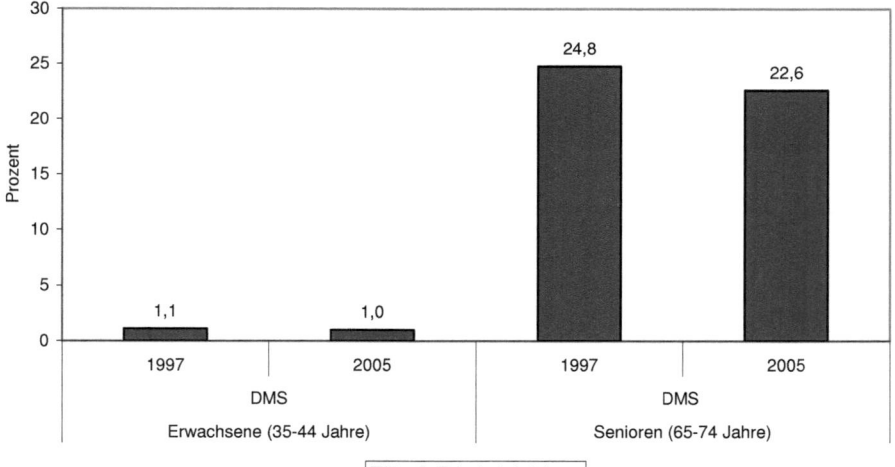

Abbildung 23: Totale Zahnlosigkeit (bezogen auf 32 Zähne) bei Erwachsenen (35-44 Jahre) und Senioren (65-74 Jahre) in Deutschland. Quelle: DMS-Publikationen [3, 24].

Bei der Betrachtung der mittleren Anzahl fehlender Zähne wird eine Reduzierung des Zahnverlustes deutlicher (siehe Abb. 24). Die Erwachsenen hatten im Jahr 2005 im Durchschnitt 1,5 fehlende Zähne weniger als noch im Jahr 1997. Bei den Senioren waren es 2005 im Mittel 3,3 fehlende Zähne weniger. Es zeigt sich eine altersspezifische Abhängigkeit des Zahnverlustes (mittlere Anzahl fehlender Zähne bzw. totale Zahnlosigkeit).

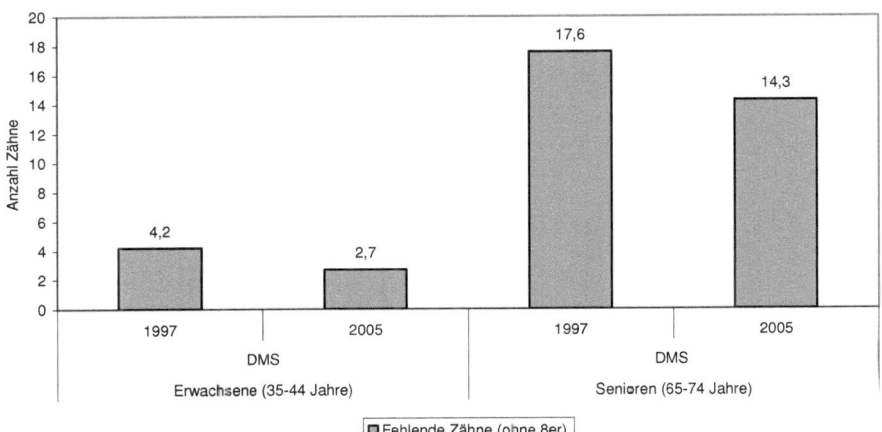

Abbildung 24: Zahnverlust (mittlere Anzahl fehlende Zähne ohne 8er) bei Erwachsenen (35-44 Jahre) und Senioren (65-74 Jahre) in Deutschland. Quelle: DMS-Publikationen [3, 24].

3.4.1. Unterteilung nach Bundesländern

Die Betrachtung der Bundesländer macht folgenden Trend erkennbar. Die mittlere Anzahl fehlender Zähne stagnierte bei den Erwachsenen in den alten Bundesländern bis 1997, um danach in 2005 um 1,3 Zähne zu sinken (siehe Abb. 25).
Dagegen stieg in den neuen Bundesländern von 1992 zu 1997 die Anzahl fehlender Zähne um 0,5 Zähne. In DMS IV (2005) fehlten diesen Erwachsenen 1,9 Zähne weniger als noch 1997. Dennoch fehlten den Erwachsenen in den neuen Bundesländern 0,7 Zähne mehr, als der gleichen Alterskohorte in den alten Bundesländern.
Die Senioren hatten in DMS IV im Mittel in den alten Bundesländern 3,3 fehlende Zähne und in den neuen Bundesländern 3,9 fehlende Zähne weniger als in DMS III (Abb. 26).

Auch die regionale SHIP verzeichnete in beiden Alterskohorten eine deutliche Abnahme der fehlenden Zähne von SHIP-0 zu SHIP-1 (siehe Abb. 25 und 26). So reduzierte sich der mittlere Zahnverlust bei den Erwachsenen um 1,8 und bei den Senioren um 2,8 Zähne. Diese regional ermittelten Werte lagen bei den Erwachsenen deutlich und bei den Senioren leicht über den Bundesdurchschnitt. Eine Übereinstimmung zwischen DMS III-Ost und SHIP-0 fand sich bei den Senioren in 1997 mit 19,8 fehlenden Zähnen in beiden Studien (siehe Abb. 25).

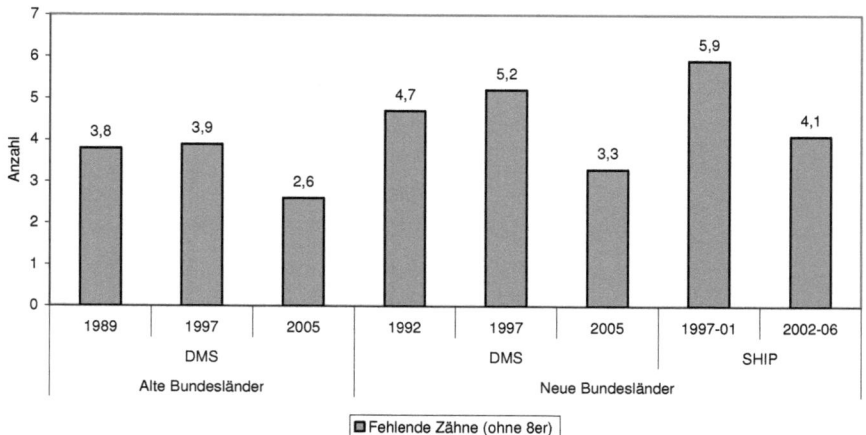

Abbildung 25: Zahnverlust (mittlere Anzahl fehlender Zähne ohne 8er) bei Erwachsenen (35-44 Jahre) in den alten und neuen Bundesländern. Quelle: DMS-Publikationen [3, 24] und eigene Berechnungen aus SHIP [79, 80].

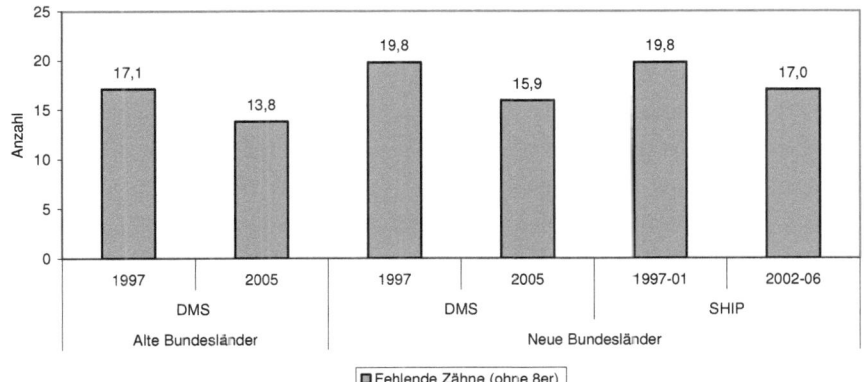

Abbildung 26: Zahnverlust (mittlere Anzahl fehlender Zähne ohne 8er) bei Senioren (65-74 Jahre) in den alten und neuen Bundesländern. Quelle: DMS-Publikationen [3, 24] und eigene Berechnungen aus SHIP [79, 80].

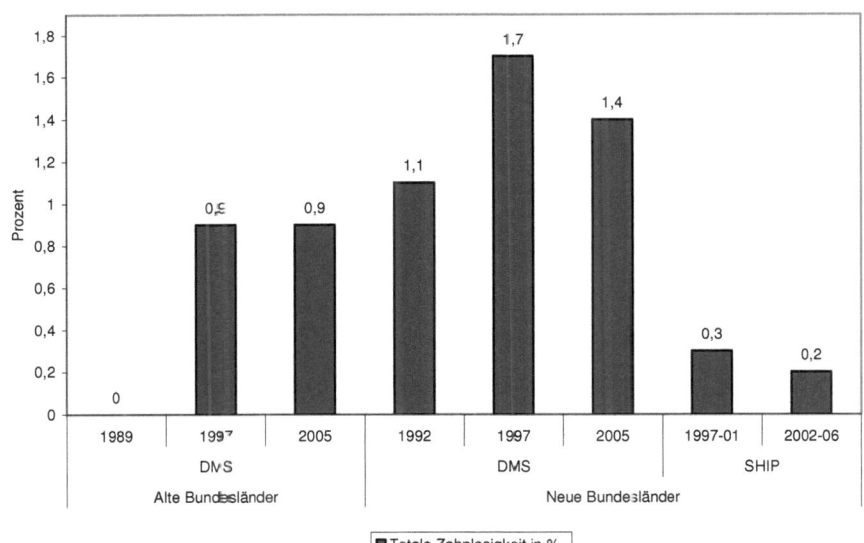

Abbildung 27: Totale Zahnlosigkeit (bezogen auf 32 Zähne) bei Erwachsenen (35-44 Jahre) in den alten und neuen Bundesländern. Quelle: DMS-Publikationen [3, 24] und eigene Berechnungen aus SHIP [79, 80]

Die Entwicklung der totalen Zahnlosigkeit bei den Erwachsenen der neuen Bundesländer folgt dem Trend, der schon bei der Anzahl fehlender Zähne beobachtet wurde. So stieg sie von 1,1% (1992) auf 1,7% (1997) an, um dann auf 1,4% (2005) leicht zu sinken (siehe Abb. 27).

In den alten Bundesländern gab es im Jahr 1989 unter den 35-44-Jährigen noch keine Probanden, die von komplett zahnlosen Gebissen betroffen waren. Nach dem Anstieg auf 0,9% (1997), blieb sie 2005 unverändert (0,9%).

Die SHIP verzeichnete in der Erwachsenenkohorte geringere Werte (0,3% bzw. 0,2%), der Trend zur Reduzierung der Zahnlosigkeit ist hier geringfügig erkennbar (siehe Abb. 27).

Auch bei den Senioren der alten Bundesländer wird eine Stagnation der totale Zahnlosigkeit (1997: 22,6%, 2005: 22,6%) deutlich (siehe Abb. 28). Dagegen verzeichnete man in neuen Bundesländern sowohl in DMS, als auch in SHIP eine deutliche Abnahme. Hier näherten sich die Werte bezüglich der Reduzierung der totale Zahnlosigkeit in beiden Studien an (DMS: 34,5% auf 22,9%, SHIP: 33,1% auf 23,3%, siehe Abb. 28).

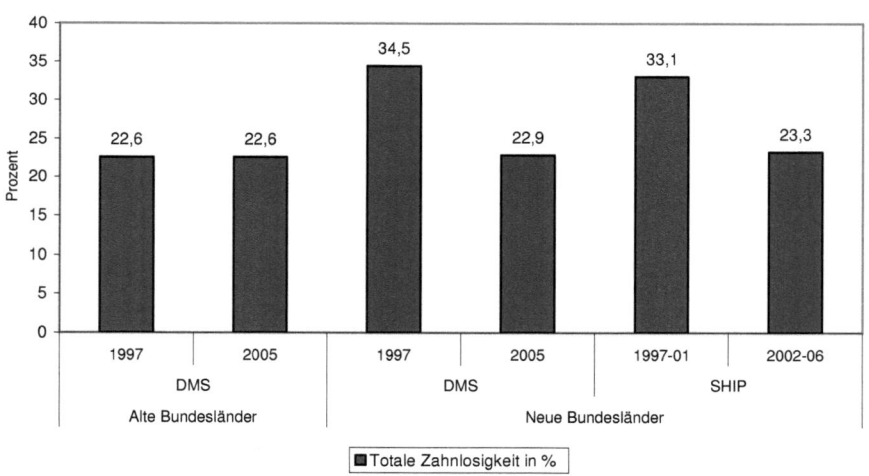

Abbildung 28: Totale Zahnlosigkeit (bezogen auf 32 Zähne) bei Senioren (65-74 Jahre) in den alten und neuen Bundesländern. Quelle: DMS-Publikationen [3, 24] und eigene Berechnungen aus SHIP [79, 80].

3.4.2. Geschlechtsspezifische Unterteilung

Geringfügig höhere Werte sind bei den erwachsenen Frauen vor allem in DMS III erkennbar (4,4 vs. 4,0, siehe Abb. 29). In DMS IV kam es zu einer Angleichung der mittleren Anzahl der fehlenden Zähne bei beiden Geschlechtern (2,8 vs. 2,7). Bei den Senioren sind die Unterschiede aufgrund der höheren Anzahl von fehlenden Zähnen stärker ausgeprägt. So hatten die Frauen im Durchschnitt in DMS III 2 und in DMS IV 1,6 fehlende Zähne mehr, als die Männer dieser Alterskohorte (siehe Abb. 30).

Die totale Zahnlosigkeit zeigte in der Altersgruppe der 65-74-Jährigen geschlechtsspezifische Unterschiede (siehe Abb. 31). So lag der Anteil von komplett zahnlosen Gebissen in DMS III um 4,8% und in DMS IV um 5,6% bei den Seniorinnen höher, als bei den Senioren.

Zusammenfassend ist bei der Anzahl der fehlender Zähne eine geringe Angleichung und bei der totalen Zahnlosigkeit eine weitere Differenzierung erkennbar.

In SHIP fielen diese Unterschiede deutlich geringer aus, oder existieren nicht. So hatten die 35-44-jährigen Frauen im Mittel in SHIP-0 0,9 und in SHIP-1 0,4 fehlende Zähne mehr als die 35-44-jährigen Männer (siehe Abb. 32). Bei den Senioren waren hingegen in SHIP-0 keine Unterschiede (19,8 vs. 19,9) erkennbar. In SHIP-1 hatten die Frauen im Durchschnitt 0,9 fehlende Zähne mehr, als die Männer (siehe Abb. 33).

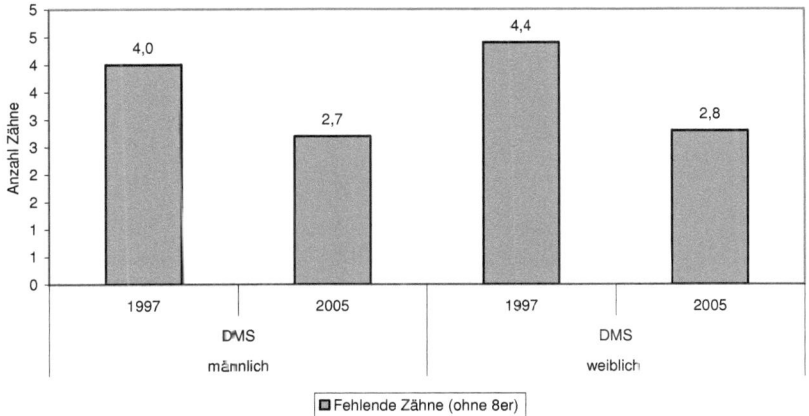

Abbildung 29: Geschlechtsspezifische Prävalenz des Zahnverlustes (mittlere Anzahl fehlender Zähne ohne 8er) bei Erwachsenen (35-44 Jahre). Quelle: DMS-Publikationen [3, 24].

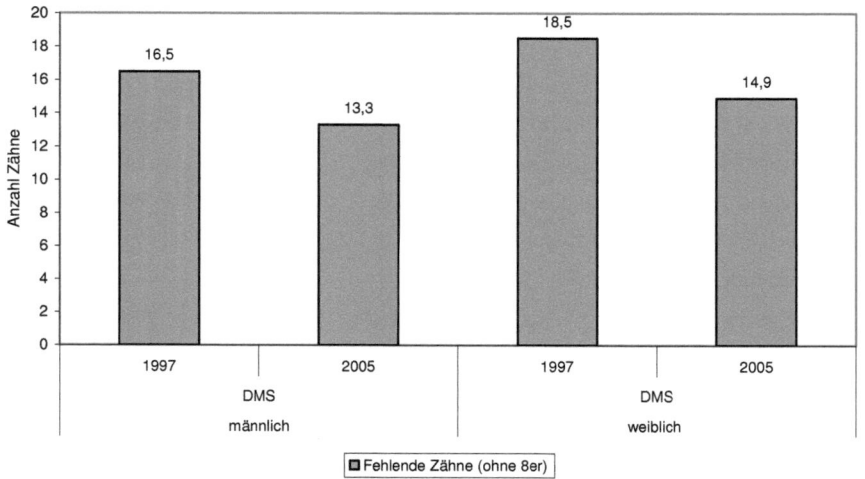

Abbildung 30: Geschlechtsspezifische Prävalenz des Zahnverlustes (mittlere Anzahl fehlender Zähne ohne 8er) bei Senioren (65-74 Jahre). Quelle: DMS-Publikationen [3, 24].

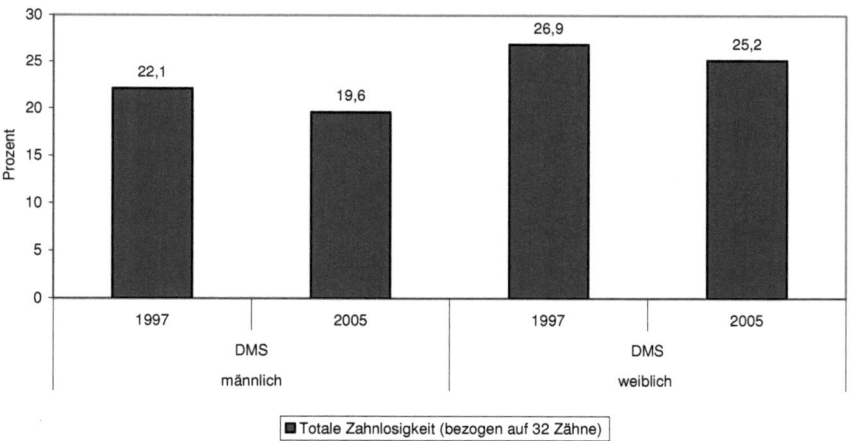

Abbildung 31: Geschlechtsspezifische Prävalenz der totalen Zahnlosigkeit (bezogen auf 32 Zähne) bei Senioren (65-74 Jahre). Quelle: DMS-Publikationen [3, 24].

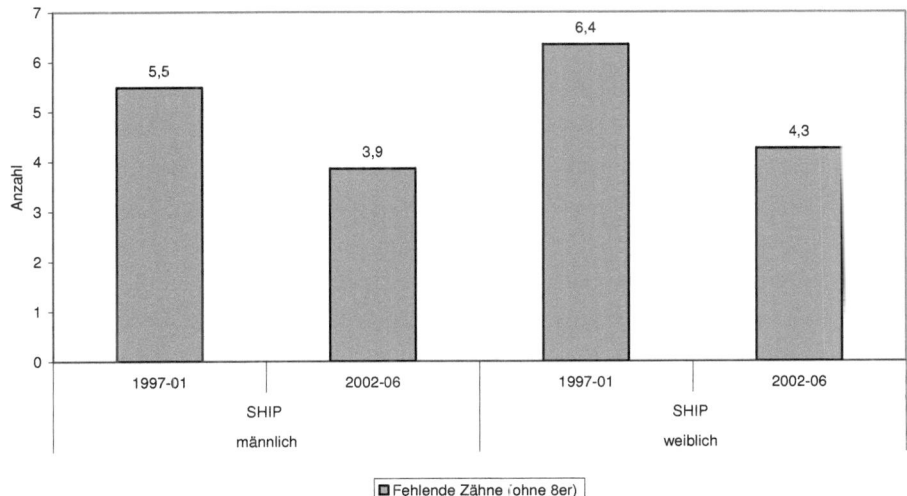

Abbildung 32: Geschlechtsspezifische Prävalenz des Zahnverlustes (mittlere Anzahl fehlender Zähne ohne 8er) bei Erwachsenen (35-44 Jahre). Quelle: eigene Berechnungen aus SHIP [79, 80].

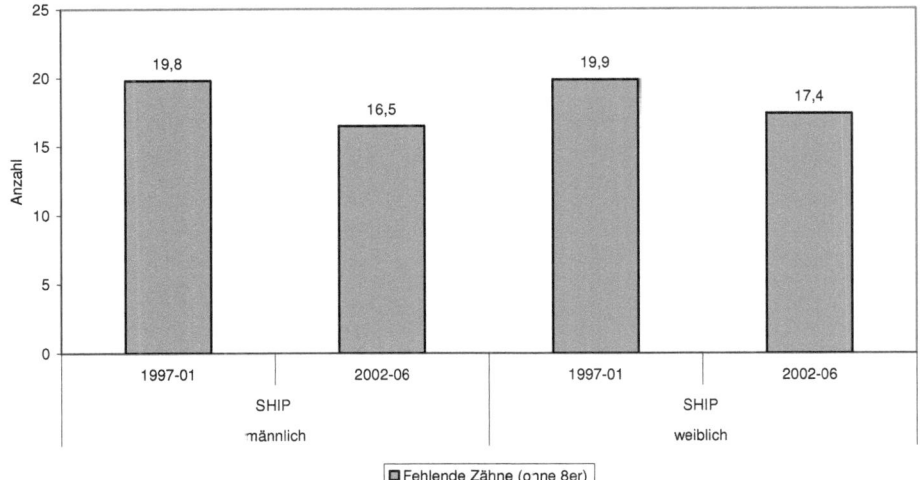

Abbildung 33: Geschlechtsspezifische Prävalenz des Zahnverlustes (mittlere Anzahl fehlender Zähne ohne 8er) bei Senioren (65-74 Jahre). Quelle: eigene Berechnungen aus SHIP [79, 80].

3.5. Prothetische Versorgung

Abbildung 34 beschreibt die prothetische Versorgung bei Erwachsenen und Senioren anhand der durch Zahnersatz (Brücken oder Prothesen) ersetzten Zähne und der unversorgten Zahnlücken in beiden Altersgruppen. Allgemein zeigten sich eine Zunahme der gesunden Zähne und eine damit verbundene Abnahme des prothetischen Handlungsbedarfes von DMS III zu DMS IV. Außerdem fehlten den Probanden mit zunehmendem Alter mehr Zähne. Des Weiteren hatten sie öfter einen herausnehmbaren und seltener einen festsitzenden Zahnersatz (Brücken oder Kronen). Vor allem in der zeitlichen Betrachtung der Seniorenkohorte wird eine leichte Zunahme des festsitzenden Zahnersatzes von 1 auf 1,3 durch Brücken ersetzte Zähne, aber auch der unversorgten Lücken (1,2 vs. 1,6 nicht ersetzte Zähne) deutlich (siehe Abb. 34). Parallel dazu kam es zu einer Abnahme der herausnehmbaren einfachen Zahnprothesen bzw. Totalprothesen. Weniger ausgeprägte Veränderungen waren bei den Erwachsenen zu beobachten; sie hatten in der zeitlichen Betrachtung weniger herausnehmbaren und festsitzenden Zahnersatz (1,3 vs. 0,6 durch Prothesen ersetzte Zähne bzw. 1,1 vs. 0,7 durch Brücken ersetzte Zähne), aber eine höhere Einzelkronenversorgung (nicht in Abb. 34 erfasst) und weniger unversorgten Lücken (1,8 vs. 1,4 nicht ersetzte Zähne).

Insgesamt gewinnen Implantatversorgungen an Bedeutung, von 1997 bis 2005 veränderte sich deutschlandweit die personenbezogene Verbreitung von Implantaten bei den Erwachsenen von 0% auf 1,4% und in der Seniorengruppe von 0,7% auf 2,6% (nicht in Abb. 34 erfasst).

Bei den 65-74-Jährigen hatten die Frauen 2005 mehr als doppelt so häufig Implantate, als die Männer (3,6% vs. 1,4%, nicht in Abb. 33 erfasst). Dagegen hatten die erwachsenen Männer etwas häufiger Implantate, als die Frauen (1,9% vs. 1,0%, nicht in Abb. 34 erfasst).

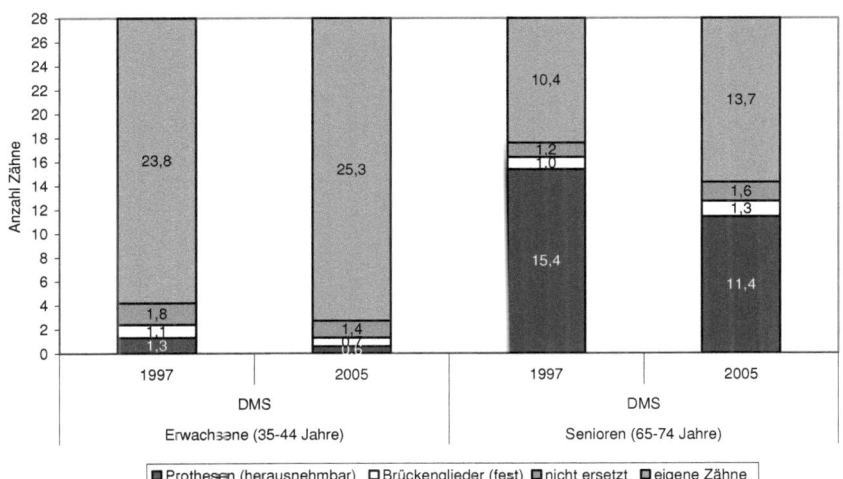

Abbildung 34: Prothetische Versorgung bei Erwachsenen (35-44 Jahre) und bei Senioren (65-74 Jahre) in Deutschland. Quelle: DMS-Publikationen [3, 24].

3.5.1. Unterteilung nach Bundesländern

Die Betrachtung der alten und neuen Bundesländer zeigt einen deutlichen Ost-West-Unterschied. So hatten die Erwachsenen bzw. Senioren in den neuen Bundesländern im Durchschnitt mehr fehlende Zähne und somit auch mehr vor allem herausnehmbaren Zahnersatz und unversorgte Lücken (siehe Abb. 35 und 36). Aber auch hier fällt im Zeitverlauf ein Trend zum höherwertigen, festsitzenden Zahnersatz auf durch Angleichung an die Werte in den alten Bundesländern.

Im zeitlichen Verlauf zeigte sich bei den Erwachsenen in den alten Bundesländern von 1989 bis 1997 keine Veränderung (siehe Abb. 35). Erst in DMS IV kommt es zu einem Anstieg der gesunden Zähne (1,3 gesunde Zähne mehr) und zu einem Absinken der Anzahl der nicht ersetzten und der durch Prothesen bzw. Brücken ersetzten Zähne.

Hingegen wurden in den neuen Bundesländern für den Zeitraum von 1992 bis 1997 eine Zunahme der fehlenden Zähne und eine Abnahme der nicht ersetzten Zähne verzeichnet (siehe Abb. 35). Diese entstandenen Lücken versorgten die Zahnärzte geringfügig mehr festsitzend, als durch herausnehmbare Prothesen. In DMS IV hatten die Erwachsenen mehr gesunde Zähne als in DMS II bzw. III und benötigten somit weniger Zahnersatz.

Die SHIP verzeichnete konnte den Trend von DMS III zu DMS IV bestätigen, dennoch mit geringfügig höheren Werten (siehe Abb. 35).

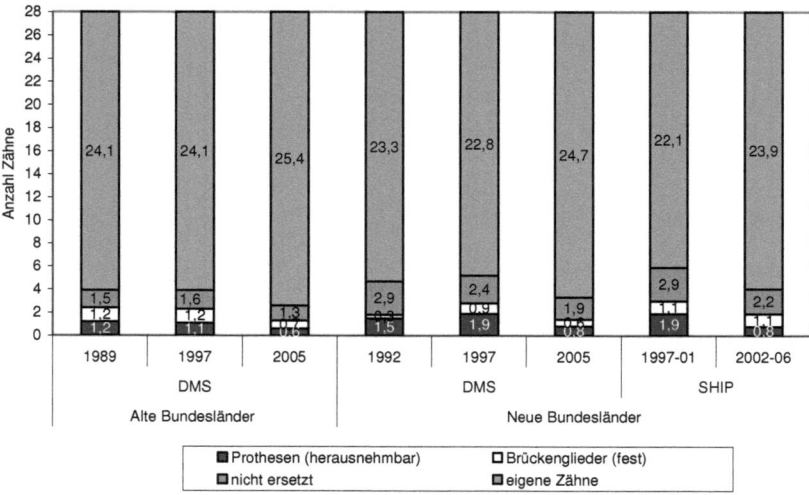

Abbildung 35: Prothetische Versorgung bei Erwachsenen (35-44 Jahre) in den alten und neuen Bundesländern. Quelle: DMS-Publikationen [3, 24] und eigene Berechnungen aus SHIP [79, 80].

Bei den Senioren kam es sowohl in den alten als auch in den neuen Bundesländern zu einem Anstieg der gesunden Zähne (10,9 vs. 14,2 bzw. 8,2 vs. 12,1, siehe Abb. 36). Interessant ist, dass sich der Unterschied zwischen den alten und neuen Bundesländern nur geringfügig anglich (2,7 in DMS III vs. 2,1 in DMS IV).
Parallel dazu, nahm die Anzahl der nicht ersetzten Zähne und der durch Prothesen ersetzten Zähne sowohl in den alten als auch in den neuen Bundesländern ab. Die Anzahl der durch Brücken ersetzten Zähne stagnierte in den alten Bundesländern (1,2 vs. 1,3) und stieg in den neuen Bundesländern von 0,3 auf 1,0 Zähne (siehe Abb. 36). Durch SHIP konnte auch hier der Trend in DMS bestätigt werden, dennoch hatten die Senioren hier im Schnitt einen gesunden Zahn weniger bzw. einen nicht ersetzten Zahn mehr als in DMS-Ost. Bezüglich der Anzahl durch festsitzende bzw. herausnehmbare Prothetik ersetzten Zähne waren die Werte in DMS IV und SHIP-1 nahezu identisch (siehe Abb. 36).

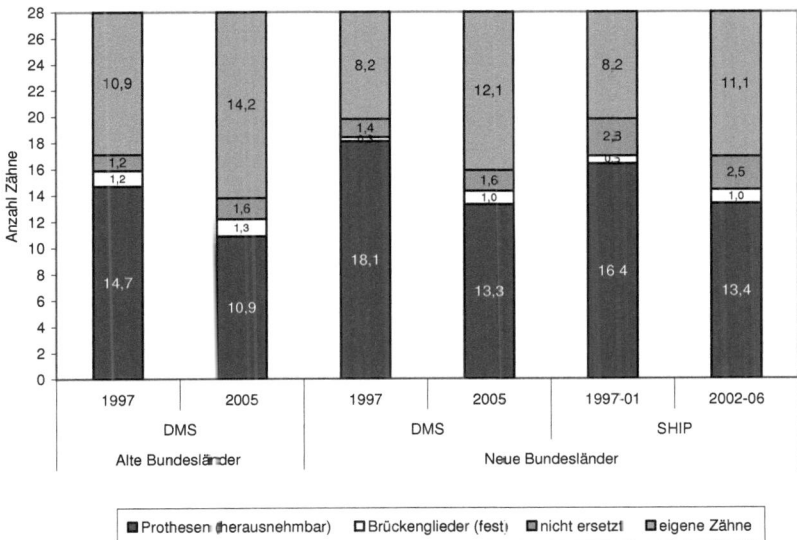

Abbildung 36: Prothetische Versorgung bei Senioren (65-74 Jahre) in den alten und neuen Bundesländern. Quelle: DMS-Publikationen [3, 24] und eigene Berechnungen aus SHIP [79, 80].

3.5.2. Geschlechtsspezifische Unterteilung

Die Abbildungen 37 und 38 stellen die prothetische Versorgung von Frauen und Männern gegenüber. Allgemein ist ersichtlich, dass Frauen beider Altersgruppen zu beiden Studienzeitpunkten mehr zu ersetzende Zähne, durch die höhere Anzahl fehlender Zähne haben. Bei den Erwachsenen gab es nur 1997 einen geschlechtsspezifischen Unterschied (siehe Abb. 37), demnach hatten die Frauen einen gering höheren Anteil von nicht ersetzten Zähne (1,8 vs. 1,7) und von durch Brücken ersetzten Zähne (1,3 vs. 1,0) als die Männer dieser Altersgruppe. In DMS IV war die prothetische Versorgung von erwachsenen Männer bzw. Frauen nahezu identisch. Bei den Senioren gab es auch aufgrund der allgemein höheren Anzahl fehlender Zähne stärkere Differenzen in der prothetischen Versorgung (siehe Abb. 38). Zu beiden Studienzeitpunkten hatten die 65-74-jährigen Frauen weniger unversorgter Lücken (DMS III: 1,0 vs. 1,5 bzw. DMS IV: 1,9 vs. 1,4) und mehr durch Prothesen ersetzte Zähne (DMS III: 16,4 vs. 14,0 bzw. DMS IV: 12,3 vs. 10,3) als die Männer. Hinsichtlich der Versorgung mit Brücken gab nur sehr geringe Unterschiede (DMS III: 1,1 vs. 1 bzw. DMS IV 1,2 vs. 1,3).

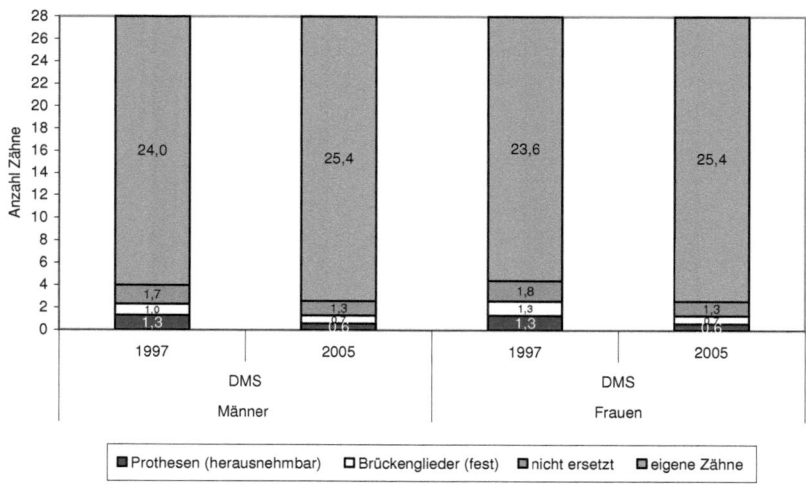

Abbildung 37: Geschlechtsspezifische Prävalenz der prothetische Versorgung bei Erwachsenen (35-44 Jahre). Quelle: DMS-Publikationen [3, 24].

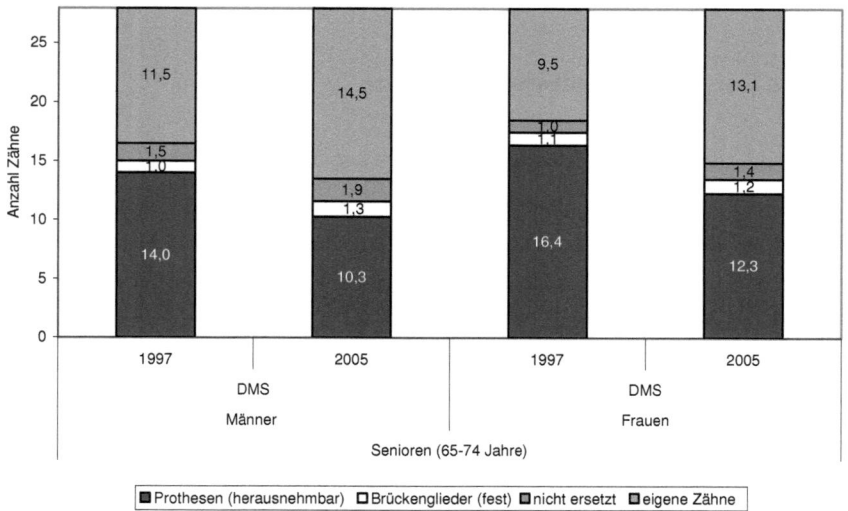

Abbildung 38: Geschlechtsspezifische Prävalenz der prothetische Versorgung bei Senioren (65-74 Jahre). Quelle: DMS-Publikationen [3, 24]

3.6. Risikofaktoren

Die Tabellen 3 und 4 zeigen für die beiden Alterskohorten die oralen Kennwerten, wie Karies- bzw. Wurzelkariesprävalenz, CPI-Grad 3 + 4, mittlerer Attachtmentverlust (AV) bzw. Sondierungstiefe (ST) und Zahnverlust in Korrelation mit den sozioökonomischen Parametern (Schulbildung) und den Risikofaktoren (Rauchen, Mundhygiene, Inanspruchnahme der Zahnarztes) in DMS III (siehe Tab. 3) und in DMS IV (siehe Tab. 4).

Ein positives Mundgesundheitsverhalten (DMS: definiert als zweimal tägliches Zähneputzen) war mit Ausnahme des DMF-T und AV bei den Erwachsenen in 1997 und bei den Senioren in 2005, bei allen erfassten Aspekten der Mundgesundheit positiv assoziiert.

Betrachtet man die zeitliche Entwicklung von DMS III zu DMS IV dieser Korrelation von Mundhygiene und oralen Erkrankungen für die Erwachsenen, so fällt auf das sich diese Unterschiede bei der Karies (von 0,1 auf 0,8), Wurzelkaries (von 2,1 auf 6,2) und bei der Anzahl der fehlenden Zähne (von 0,3 auf 0,6) in DMS IV noch verstärkt haben (siehe Tab. 3 und 4). Dagegen kam es der Prävalenz des CPI-Grad 3+4 (von 12,1 auf 9,6) zu einer Angleichung der Unterschiede und beim AV (von 0 auf 0,1) bzw. ST (0,1 vs. 0,1) zu keiner Veränderung. Bei den Senioren zeigte sich hinsichtlich der Wurzelkariesprävalenz (von 1,1 auf 11,8) und dem CPI-Grad 3+4 (von 2,5 auf 5,5) eine Verstärkung der Unterschiede zwischen Probanden mit guter bzw. schlechter Mundhygiene. Bei der Anzahl fehlender Zähne (von 4,6 auf 0,2) und der ST (von 0,2 auf 0,1) ist eine Annäherung erkennbar. Die Unterschiede bei der Kronenkaries- prävalenz (von 1,5 auf 0) und dem AV (von 0,1 auf 0) nivellierten sich.

Auch beim Inanspruchnahmeverhalten (beschwerde- bzw. kontrollorientiert) zeichnete sich eine positive Assoziation zum Ausprägungsgrad von oralen Erkrankungen (siehe Tab. 3 und 4) ab. In der zeitlichen Betrachtung von DMS III zu DMS IV kam es bei den Erwachsenen zur Verstärkung der Unterschiede bei der Kronen- und Wurzelkaries (von 0,2 auf 0,4 bzw. von 5,5 auf 9,5) und beim CPI (von 6,8 auf 2,7). Eine Angleichung zeigte sich beim AV (von 0,4 auf 0,2), ST (von 0,3 auf 0,2) und der Anzahl fehlender Zähne (von 1,7 auf 1,0).

In der zeitlichen Betrachtung von DMS III zu DMS IV verstärkten sich in der Seniorenkohorte die Unterschiede bezüglich der Assoziation des Inanspruchnahmeverhalten mit der Prävalenz der Kronenkaries von 1,9 auf 2,8, mit der Wurzelkariesprävalenz von 0,2 auf 10,7, mit der Anzahl fehlender Zähne von 5,5 auf 7,5 und mit der totalen Zahnlosigkeit von 20,8 auf 33,8. Dagegen nivellierten sich die Unterschiede beim CPI von 3,2 auf 0 und blieben beim AV 0,5 vs. 0,5) bzw. beim ST (0,3 vs. 0,3) unverändert.

Ebenfalls bei allen oralen Erkrankungen, vor allem auch bei Kariesprävalenz und der Anzahl fehlender Zähne, zeigte sich in den untersuchten Studien ein Zusammenhang der Erkrankungshäufigkeit mit Aspekten der sozialen Lage. Für Erwachsene (35-44-Jährige) mit hoher Schulbildung wurde in DMS ein geringerer DMF-T-Wert (1997: 16,1 vs. 16,6; 2005: 12,9 vs. 15,6), erheblich weniger Wurzelkaries (1997: 10,9% vs. 15%; 2005: 16,9% vs. 28,9%) und weniger fehlende Zähne (1997: 3,0 vs. 5,7; 2005: 1,5 vs. 4,0) als für Erwachsene mit niedriger Schulbildung ermittelt (siehe Tab. 4). Die Abhängigkeiten zu den sozioökonomischen Faktoren verstärkten sich von DMS III zu DMS IV. Bei den Senioren zeigte sich ein ähnliches Bild. Auch hier hatte eine hohe Schulbildung im Vergleich zu einem niedrigen Bildungsniveau einen reduzierenden Einfluss auf die Prävalenz von Karies (1997: 21,7 vs. 24,0; 2005: 19,3 vs. 23,0), von Wurzelkaries (1997: 17,1% vs. 21,3%) und auf die Anzahl fehlender Zähne (1997: 13,5 vs. 18,7; 2005: 8,6 vs. 16,0).

Ein gegenläufiges Bild zeigte sich bei der Wurzelkariesprävalenz in DMS IV. Demnach hatten die Senioren mit hoher Schulbildung häufiger kariöse Wurzeloberflächen (38,7 %), als die mit niedriger (34,0%) bzw. mittlerer Schulbildung (32,8%). Auch bei den Parodontalerkrankungen wurde eine unterschiedliche Betroffenheit in Abhängigkeit von der sozialen Lage nachgewiesen. So hatten Erwachsene mit einer niedrigen Schulbildung mehr Zahnfleischtaschen von ≥4 mm (CPI-Grad 3 oder 4) als Erwachsene mit einem hohen Schulbildung (1997: 38,0% vs. 48,9%, 2005: 83,6% vs. 65,8%). Bei den 65- bis 74-Jährigen zeichnet sich dagegen ein gegenläufiges Bild ab. So hatten die Senioren mit hoher Schulbildung ein größerer Anteil Zahnfleischtaschen ≥4 mm als die mit niedriger Schulbildung (1997: 71,1% vs. 63,4%; 2005: 89,0% vs. 87,0%, CPI-Grad 3 oder 4).

In DMS war der Anteil der Personen mit Zahnfleischtaschen ≥4 mm (CPI-Grad 3 oder 4) bei erwachsenen Rauchern mit 80,0% (2005) bzw. 55,0% (1997) deutlich erhöht, gegenüber 68,7% (2005) bzw. 38,8% (1997) bei den Nichtrauchern (siehe Tab. 4). Dies bestätigte sich auch bei den Senioren (1997: 73,1% vs. 61,3%; 2005: 96,0% vs. 86,1%).

Auch hinsichtlich der Anzahl fehlender Zähne und der totalen Zahnlosigkeit (nur bei Senioren erfasst) wurden höhere Werte bei den 35-44-jährigen Rauchern (1997: 5,3 vs. 3,6; 2005: 3,7 vs. 1,9) und bei den 65-74-jährigen Rauchern (Anzahl fehlende Zähne 1997: 21,0 vs. 17,2; 2005 17,3 vs. 13,7; totale Zahnlosigkeit 1997: 43,3% vs. 22,5%; 2005: 33,9% vs. 21,4%) erreicht.

Tabelle 3: Stratifizierung der oralen Kennwerten nach Risikofaktoren bei Erwachsenen (35 bis 44 Jahre) und Senioren (65 bis 74 Jahre) im Jahr 1997. Quelle: DMS Publikationen [24] und eigene Nachberechnungen.

Risikofaktoren	Erwachsene (35-44 Jahre)						Senioren (65-74 Jahre)						
	DMF-T	Wurzel-karies in %	CPI-Grad 3+4 in %	mittlerer AV in mm	mittlere ST in mm	Anzahl fehlender Zähne	DMF-T	Wurzel-karies in %	CPI-Grad 3+4 in %	mittlerer AV in mm	mittlere ST in mm	Anzahl fehlender Zähne	totale Zahn-losigkeit in %
Gesamt	16,1	12,0	46,3	2,7	2,1	4,2	23,6	20,5	64,1	4,0	2,5	17,6	21,8
Geschlecht													
weiblich	16,8	8,5	43,2	2,5	2,0	4,4	24,3	16,4	62,3	3,8	2,4	18,5	26,9
männlich	15,4	15,3	49,1	2,8	2,2	4,0	22,5	25,8	66,4	4,2	2,6	16,5	22,1
Schulbildung													
niedrig	16,6	15,0	48,9	2,8	2,2	5,7	24,0	21,3	63,4	4,0	2,5	18,7	27,8
mittel	15,7	10,7	49,6	2,6	2,1	4,0	22,7	18,7	62,8	3,8	2,5	15,0	16,3
hoch	16,1	10,9	38,0	2,6	2,0	3,0	21,7	17,1	71,1	3,8	2,5	13,5	15,1
Mundhygiene													
gut	16,2	11,5	36,8	2,7	2,0	3,9	22,2	19,5	61,9	3,9	2,3	13,5	4,0
schlecht	16,1	13,6	48,9	2,7	2,1	4,2	23,7	20,6	64,4	4,0	2,5	18,1	27,1
Inanspruchnahme													
kontrollorientiert	16,1	9,9	43,7	2,5	2,0	3,6	22,6	19,7	65,2	3,7	2,4	14,9	13,6
beschwerdeorientiert	16,3	15,4	50,5	2,9	2,3	5,3	24,5	19,9	62,0	4,2	2,7	20,4	34,4
Rauchverhalten													
Nichtraucher	15,7	5,2	38,8	2,4	2,0	3,6	23,4	18,0	61,3	3,8	2,4	17,2	22,5
Ex-Raucher	15,6	6,8	46,4	2,5	2,0	3,4	23,4	22,4	67,4	4,1	2,6	17,0	21,2
Raucher	16,8	22,4	55,0	3,0	2,3	5,3	24,7	29,1	73,1	4,7	2,9	21,0	43,3

Wurzelkaries = Anteil der Bezahnten mit mindestens einer unversorgten kariösen Stelle an der Zahnwurzel in Prozent, AV = Attachmentverlust, ST = Sondierungstiefe, CPI-Grad 3: ST 4-5 mm, CPI-Grad 4: ST ≥6 mm, Schulbildung niedrig: ≤8 Klassen, mittel: 10 Klassen, hoch: Fachhochschulreife, oder Abitur, Mundhygiene gut: mind. Zweimal täglich für zwei Minuten Zähneputzen (nach einer Mahlzeit bzw. vor dem Schlafgehen)

Tabelle 4: Stratifizierung der oralen Kennwerten nach Risikofaktoren bei Erwachsenen (35 bis 44 Jahre) und Senioren (65 bis 74 Jahre) im Jahr 2005. Quelle: DMS Publikationen [25] und eigene Nachberechnungen.

Risikofaktoren	Erwachsene (35-44 Jahre)								Senioren (65-74 Jahre)					
	DMF-T	Wurzel-karies in %	CPI-Grad 3+4 in %	mittlerer AV in mm	mittlere ST in mm	Anzahl fehlender Zähne	DMF-T	Wurzel-karies in %	CPI-Grad 3+4 in %	mittlerer AV in mm	mittlere ST in mm	Anzahl fehlender Zähne	totale Zahn-losigkeit in %
Gesamt	14,5	9,7	73,2	2,6	2,4	2,7	22,1	34,6	87,8	4,2	2,8	14,2	22,6
Geschlecht													
weiblich	15,1	5,8	67,3	2,5	2,3	2,8	22,9	32,2	83,8	4,0	2,7	15,0	25,2
männlich	14,0	13,5	79,0	2,8	2,4	2,7	21,2	37,3	92,1	4,4	2,9	13,3	19,6
Schulbildung													
niedrig	15,6	15,6	83,6	3,0	2,6	4,0	23,0	34,0	87,0	4,3	2,8	16,0	28,1
mittel	15,1	9,8	73,4	2,7	2,4	3,0	20,6	32,8	87,7	4,1	2,8	11,1	9,9
hoch	12,9	5,9	65,8	2,3	2,2	1,5	19,3	38,7	89,5	4,1	2,7	8,6	5,6
Mundhygiene													
gut	13,9	5,6	66,6	2,6	2,3	2,3	22,0	25,5	83,4	4,2	2,7	13,8	21,3
schlecht	14,7	11,8	76,2	2,7	2,4	2,9	22,0	37,3	88,9	4,2	2,8	14,0	21,8
Inanspruchnahme													
kontrollorientiert	14,6	7,4	72,3	2,6	2,3	2,4	21,0	31,9	87,7	4,1	2,7	11,3	9,5
beschwerdeorientiert	14,2	16,9	75,0	2,8	2,5	3,4	23,8	42,6	87,6	4,6	3,0	18,8	43,3
Rauchverhalten													
Nichtraucher	13,6	4,2	68,7	2,4	2,3	1,9	22,0	33,0	86,1	4,0	2,7	13,7	21,4
Ex-Raucher	14,8	5,6	70,2	2,7	2,4	2,7	21,7	35,3	88,8	4,5	2,9	13,7	18,6
Raucher	15,3	19,4	80,0	3,0	2,5	3,7	23,3	47,5	96,0	5,0	3,3	17,3	33,9

Wurzelkaries = Anteil der Bezahnten mit mindestens einer unversorgten kariösen Stelle an der Zahnwurzel in Prozent, AV = Attachmentverlust, ST = Sondierungstiefe, CPI-Grad 3: ST 4-5 mm, CPI-Grad 4: ST ≥6 mm, Schulbildung niedrig: ≤8 Klassen, mittel: 10 Klassen, hoch: Fachhochschulreife, oder Abitur, Mundhygiene gut: mind. Zweimal täglich für zwei Minuten Zähneputzen (nach einer Mahlzeit bzw. vor dem Schlafgehen)

4. Diskussion

4.1. Datenlage

Epidemiologische Studien haben die Zielsetzung, die in einer zahlenmäßig begrenzten Studienpopulation (Stichprobenanzahl) gemachten Ergebnisse auf die Zielpopulation (Erwachsene- bzw. Seniorenkohorte in Deutschland) verallgemeinern zu können.
Generell besteht eine Schwierigkeit im Vergleich der Querschnittsstudien DMS mit der Längsschnittstudie SHIP. Mögliche Interpretationen werden erschwert [81]. Mittels Querschnittstudien können Prävalenzen von Erkrankungen und bestimmte charakteristische Gesundheitsverhalten (z. B. Rauchen) erhoben werden. Nachteilig ist die zeitgleiche Erfassung von Exposition und Erkrankungshäufigkeit, die eine valide Gewichtung von möglichen Risikofaktoren schwer zulässt. Längsschnittsstudien ermöglichen die Evaluierung von Inzidenzen und Expositionen in Bezug auf Erkrankungen. Dadurch ist man in der Lage herauszufinden, ob bestimmte Expositionen zu höheren Inzidenzraten führen und somit als Risikofaktor gewertet werden können.
Bei der Erfassung der Studienteilnehmer („Response"), bei der Studiendurchführung und bei der Befundung bzw. Auswertung der Ergebnisse können zahlreiche Fehler auftreten, welche einen Einfluss auf das Gesamtergebnis haben. Je geringer die zufälligen bzw. systematischen Fehler sind, desto valider kann die Interpretation der Ergebnisse ausfallen. Zufällige Fehler treten bei geringer Stichprobenanzahl auf, d.h. je kleiner die untersuchte Probandenanzahl desto eher hängt der Zusammenhang zwischen Exposition und Erkrankung vom Zufall ab; beide Studien haben hohe Stichprobenanzahlen (siehe Kap. 2.3).
Systematische Fehler die so genannte „Bias" sind für systematischen Verzerrung der Ergebnisse ursächlich [82]. So tritt der „Healthy Worker Effect" („Selektions-Bias") in einer Stichprobe der arbeitenden Bevölkerung auf. Dabei wird die Häufigkeit der untersuchten Krankheit wahrscheinlich unterschätzt, da diejenigen, die schwer erkrankt oder bereits an der Krankheit verstorben sind, aus den Untersuchungen ausgeschieden sind [83]. Ein weiteres Problem tritt dadurch auf, dass sich an epidemiologischen Studien erfahrungsgemäß mehr Gesunde, als Erkrankte beteiligen („Response-Bias"). Bei einer Follow-Up-Studie wie SHIP-1 treten in der Regel selektive Verluste auf, da Probanden durch Krankheit oder Tod wegfallen („Attritions-Bias"). Die Stichprobenanzahl beträgt in DMS III 3065 Probanden und in DMS IV 4631 (siehe Kapitel 2.3). Von den 4310 Probanden in SHIP-0 wurden 3300 in SHIP-1 nochmals untersucht. In den einzelnen Deutschen Mundgesundheitsstudien sind jeweils erneut randomisiert

selektierte Probanden untersucht worden. Hingegen handelt es bei den SHIP-Studien um Follow-Up-Studien. Daher wurden immer die gleichen Probanden nachuntersucht. Meist nehmen aber nur solche Probanden an Recalluntersuchungen teil, die allgemein über ein besseres Inanspruchnahmeverhalten (Stichwort: kontrollorientierte Zahnarztbesuche) und somit über einen besseren Mundgesundheitszustand verfügen. Weitere Verzerrungen der Ergebnisse können in der SHIP durch den „Healthy User Effect" auftreten, d.h. dass die Probanden durch die Befundungen auf ihr Krankheitsbild hingewiesen wurden und mögliche Therapien oder Lebensstiländerungen zwischen den Untersuchungen vorgenommen haben [84, 85]. Außerdem können die Probanden von Follow-Up-Studien auch durch den „Hawthorne Effekt" verzerrte Befunde bzw. Ergebnisse aufweisen. Dieser psychologische Effekt führt dazu, dass die Probanden allein durch die Beteiligung an epidemiologischen Untersuchung ihr natürliches Verhalten ändern [86]. Daher sind Änderungen der Mundgesundheit in SHIP-1 vorsichtiger zu interpretieren, als Änderungen in DMS.

Methodische Vergleichbarkeiten zwischen DMS und SHIP sind durch die Wahl der Erwachsenen- (35-44 Jahre) bzw. Seniorenkohorte (65-74 Jahre) gegeben. Unterschiede gab es bezüglich der prozentualen Aufteilung der Erwachsenen- bzw. Seniorenkohorte. So war in DMS III und DMS IV die Alterskohorte der Senioren gewollt „over sampled", d. h. der Anteil von 65-74-Jährigen gegenüber den 35-44-Jährigen war deutlicher erhöht (1997: 1367 vs. 655; 2005: 1040 vs. 925). Dadurch wird der erhöhte Anteil der zahnlosen Senioren gegenüber dem der Erwachsenen ausgeglichen. Dagegen wurden in SHIP-0 mehr Erwachsene als Senioren untersucht (759 vs. 683). In SHIP-1 glich sich das Verhältnis mit 613 vs. 592 untersuchten Erwachsenen nahezu an.

Der Anteil von untersuchten Männern gegenüber dem der untersuchten Frauen war in den meisten Studien zugunsten der Frauen verschoben. Sie verfügen im Allgemeinen über ein besseres Inanspruchnahmeverhalten von (zahn-)ärztlichen Leistungen [24, 25, 87]. So war der Anteil von Frauen in DMS III bei den Erwachsenen und Senioren (52,7% vs. 47,3% bzw. 55,3% vs. 44,7%), in DMS IV bei den Senioren (53,8% vs. 46,2%), in SHIP-1 bei den Erwachsenen (54,8% vs. 45,2%) stark und in SHIP-0 bei den Erwachsenen (51,9% vs. 48,1%) leicht erhöht. Die Senioren hatten in SHIP-0 (55,9% vs. 44,1%) einen stark erhöhten und in SHIP-1 (51,0% vs. 49,0%) einen leicht erhöhten Anteil von Männern. Ein nahezu ausgeglichenes Frauen-Männer-Verhältnis war nur in der Erwachsenenkohorte in DMS IV erkennbar (49,4 Frauen vs. 50,6%). Die in Kapitel 3 genannten geschlechtsspezifischen Prävalenzen, werden daher etwas relativiert.

Die Erhebungszeiträume von DMS III (1997) bzw. DMS IV (2005) sind mit denen von SHIP-0

(1997-2001) bzw. SHIP-1 (2002-2006) durchaus vergleichbar. Beide Untersucherteams wurden standardisiert kalibriert (siehe Kap. 2.4). Die Nettoausschöpfung („Response") lag in SHIP mit 68,8% bzw. 76,6% etwas höher, als in DMS 63,6% bzw. 63,1%. Hohe Responseraten sind die essenzielle Voraussetzung für valide und repräsentative Ergebnisse, die dann auf die Gesamtbevölkerung projiziert werden können („externe Validität") [88, 89]. Insgesamt fielen in beiden Studien mehr Männer als Frauen aus und nahmen somit nicht an den Untersuchungen teil. Die Gesamtnettoausschöpfung in DMS IV lag für die Männer bei 61,7% und für die Frauen bei 64,4% [25]. Auch in der SHIP-0 zeigte sich der höheren Anteil von untersuchten Frauen (69,4% vs. 68,2%) [90].

Bezüglich der Befundung von oralen Erkrankungen traten in den beiden Studien DMS bzw. SHIP Unterschiede und Gemeinsamkeiten zu Tage (siehe Kap. 2.3, Tab. 1).

In beiden Studien wurde der Kariesbefall mittels des DMF-T Index nach den WHO-Richtlinien befundet [91]. Dieser von der WHO favorisierte DMF-T-Index eignet sich daher auch für die internationalen Vergleiche. Wie oben schon erwähnt, werden hierbei alle Zähne erfasst, die aufgrund von Karies zerstört, mit einer Zahnfüllung versehen oder extrahiert worden sind.

Der DMF-S (Decayed-Missing-Filled-Surfaces) Index ist ein sensibleres Instrument für die Karieserhebung, da er sich auf die einzelnen Zahnflächen bezieht. Hier werden statt der Zähne die einzelnen Zahnflächen betrachtet. Entsprechend werden für die Molaren und Prämolaren fünf und für die Front- bzw Eckzähne vier Flächen befundet. Aus Gründen der internationalen Vergleichbarkeit wird in dieser Arbeit die Kariesprävalenz mit ihren Einzelkomponenten mit dem von der WHO bevorzugten DMF-T-Wert wiedergegeben.

Einige Publikationen beschäftigen sich mit methodischen Kritik am DMF-T Index und beleuchten die Nachteile dieses Index genauer [92-96]. Demnach gäbe die M-Komponente keinen sicheren Aufschluss über die Gründe von Zahnverlust und die vorherige Karieslast (viel Flächen waren gefüllt und/oder kariös) des verlorenen Zahnes. Außerdem wird die D-Komponente, z. B. durch die ungenaue Diagnostik der Initialkaries unterschätzt. Des Weiteren unterschätzen die F-T bzw. F-S Zuwächse in epidemiologischen Studien die eigentliche Zunahme der zahnärztlichen Behandlungsbedürftigkeit der untersuchten Studienpopulation.

Gegenüber der Full-Mouth-Erhebung in DMS wurde in SHIP der Kariesbefall alternierend Half-Mouth erhoben und auf Full-Mouth hochgerechnet. Da Full- und Half-Mouth-Befundungen durchaus vergleichbar sind, ist ein Vergleich der DMF-T-Werte möglich [97].

Wurzelkaries wurde in beiden Studien identisch befundet („Full mouth", mittels einer stumpfen Parodontalsonde) und nach dem „Root Caries Index" nach Katz (1982) [75] für alle bezahnten Probanden berechnet. In den DMS-Publikationen ist die Häufigkeit der Wurzelkaries auf alle

Patienten angegeben, daher unterscheiden sich diese von den hier (bezogen auf alle bezahnten Probanden) publizierten Prävalenzen.

Sowohl in DMS als auch in SHIP wurden verschiedene Parameter bzw. Indizes bei der Befundungen von Parodontopathien verwendet. Ein weiteres Problem besteht darin, dass noch kein einheitlicher valider Index für die Einschätzung von Parodontitisprävalenzen gefunden worden ist [98]. Auch traten in diesem Bereich die größten Differenzen in der Befundung zwischen DMS und SHIP und innerhalb der Studien auf. In den Deutschen Mundgesundheitsstudien wurde der Community Periodontal Index (CPI) an den Indexzähnen mittels der WHO Sonde erhoben. Die Weltgesundheitsorganisation (WHO) favorisiert den CPI [74] um internationale Vergleiche zu ermöglichen. Jedoch wiesen Baelum & Papapanou daraufhin, das der die partielle Erfassung mittels Indexzähne in den Sextanten zu einer Unterschätzung der Prävalenz und Schwere tiefer Zahnfleischtaschen führt [99]. Des Weiteren geht er aus dem CPITN (Community Periodontal Index of Treatment Needs) hervor. Dieser wurde dafür konzipiert große Populationsgruppen hinsichtlich des zahnärztlichen Behandlungsbedarfs und der Bestimmung der Behandlungsart einzuschätzen [74]. Micheelis et al. erläuterten in ihrer Arbeit, dass sich der CPI als Maximalwert aus den Einzelbefunden für sechs Indexzähne errechnet und somit durch die Beschränkung auf diese Maximalwerte zu einer Überschätzung des parodontalen Behandlungsbedarfs führt [98].

Aufgrund der unterschiedlichen Erhebung von AV und ST (Half-Mouth vs. Indexzähne, 2 vs. 3 befundete Flächen) auch innerhalb der beiden letzten DMS-Studien wurden die Ergebnisse auf eine Gesamtgebiss-Erhebung hochgerechnet, um eine bessere Vergleichbarkeit beider Studien zu erreichen (siehe Tab. 2; Kap. 3.3) [100].

In den beiden SHIP Studien wurden unterschiedliche Parodontalsonden (SHIP-0: PCP11, Fa. Hu Friedy und SHIP-1: Messsondentyp PCP2, Fa. Hu Friedy), die sich durch unterschiedliche Skalierung auszeichnen, benutzt. Ein Vergleich der drei PA-Sonden PCP11, PCP2 und PCPUNC15 anhand einer In-vivo-Studie ergab, dass die beiden in SHIP verwendeten Sonden PCP11 bzw. PCP2 Rundungseffekte zur Markierung aufwiesen [101]. Für die PCPUNC15 konnten eine verbesserte Messung von ST bzw. AV und somit genauere Erfassung parodontaler Parameter erreicht werden [101].

In den SHIP-Studien wurde der CPI aufgrund der schon genannten Defizite nicht benutzt. Stattdessen erfolgte die Messung von AV und ST „Half-Mouth" alternierend in Quadrant 1 und 4 bzw. in Quadrant 2 und 3. Aufgrund dieser Unterschiede kann sich diese Arbeit bei der Einschätzung der deutschlandweiten Parodontitisprävalenzen vorrangig nur auf die Ergebnisse (CPI) aus den Deutschen Mundgesundheitsstudien stützen.

Hinsichtlich der Befundung von Zahnverlust und prothetische Status wurden keine wesentlichen Unterschiede in der Befundung bzw. Indizes zwischen DMS und SHIP festgestellt.

4.2. Bevölkerungsentwicklung

Die Kenntnis über den derzeitigen Bevölkerungsstand und zukünftige Entwicklungen ist sehr wichtig, um die aktuelle bzw. zukünftige Mundgesundheit in Deutschland beurteilen zu können. Das Statistische Bundesamt formulierte 2006 in ihrer 11. Bevölkerungsvorausberechnung für Deutschland folgende Bevölkerungsentwicklungen bis zum Jahr 2050 [102]. Demnach wird die Zahl der Neugeborenen künftig weiter sinken und das daraus entstehenden Geburtendefizit führt zur Abnahme der deutschen Bevölkerung. Trotz steigender Lebenserwartung wird die Zahl der Sterbefälle zunehmen, weil die stark besetzten Jahrgänge ein hohes Alter erreichen werden. Das Statistische Bundesamt geht davon aus, dass im Jahre 2050 die Einwohnerzahl von derzeit 82,5 Mio. auf 74 bis 69 Mio. abnehmen und es dann doppelt so viele ältere wie jüngere Menschen geben wird. Die Zahl der Erwerbstätigen (20-65 Jahre) wird sich von 61% im Jahre 2005 auf unter 50% im Jahre 2050 reduziert haben. Gleichzeitig geht man davon aus, dass die mittlere Lebenserwartung der deutschen Bevölkerung weiter zunehmen wird. Die Autoren der 11. Bevölkerungsvorausberechnung trafen zwei Annahmen hinsichtlich der zukünftigen Entwicklung der Lebenserwartung. Diese ergeben sich aus zwei verschiedenen Kombinationen des „kurzfristigen (seit 1970) und des langfristigen Trends (seit 1871)" in der Sterblichkeitsentwicklung. In der „Basisannahme" ergibt sich für das Jahr 2050 für die männliche Bevölkerung eine durchschnittliche Lebenserwartung bei Geburt von 83,5 Jahren beziehungsweise für die weibliche Bevölkerung von 88,0 Jahren. Vergleicht man damit die Lebenserwartung in Deutschland 2002/2004 75,9 Jahre, bzw. 81,5 Jahre für Frauen so ist das ist ein Zuwachs von 7,6 beziehungsweise 6,5 Jahren. Die Differenz in der Lebenserwartung beider Geschlechter verringert sich bis 2050 von 5,6 auf 4,5 Jahre. Rechnet man die zweite Annahme mit hohem Anstieg, wird als Lebenserwartung bei Geburt eine durchschnittliche Lebensdauer von 85,4 Jahren für Männer beziehungsweise von 89,8 Jahren für Frauen im Jahr 2050 erreicht werden. Das sind für Männer 9,5 Jahre beziehungsweise für Frauen 8,3 Jahre mehr als 2002/2004. Die Differenz in der Lebenserwartung beider Geschlechter sinkt von 5,6 auf 4,4 Jahre. Diese Entwicklung zeigt sich noch besser im historischen Rückblick; um 1900 betrug die mittlere Lebenserwartung der weiblichen Bevölkerung in Deutschland rund 48 Jahre, die der männlichen ca. 45 Jahre. Im Laufe des 20. Jahrhunderts (bis 1998) ist sie auf 80 Jahre für Frauen und 74 Jahre für Männer angestiegen [103]. Als Gründe für die zunehmende Lebenserwartung geben die Autoren der Gesundheitsberichterstattung des Bundes „Gesundheit im Alter" die Verringerung der Säuglingssterblichkeit, aber auch das Sinken der Sterblichkeit in den höheren Altersgruppen verbunden mit höherer Lebensqualität in den letzten Jahrzehnten an. So sank allein in den 90er Jahren die standardisierte Sterblichkeit der über 65-Jährigen um mehr als 10 %, die mittlere Lebenserwartung erhöhte sich um zwei Jahre. Die sogenannte „fernere Lebenserwartung" der 60-Jährigen stieg in diesem Zeitraum um ein Jahr. Außerdem fanden Kruse et. al. heraus, dass in den neuen Bundesländern die fernere Lebenserwartung im Jahre 2002 noch ein Jahr niedriger lag als in den alten Bundesländern.

Diese höhere Lebenserwartung und die dadurch immer älter werdende Gesellschaft haben auch Auswirkung auf die orale Mundgesundheit. So leben nicht nur die Menschen länger, sondern auch ihre Zähne müssen längerer Beanspruchung und gehobenen ästhetischen Ansprüchen standhalten. Wie oben schon erwähnt, sind unter anderem diese „teeth at risk" für die rapide Zunahme der Wurzelkaries-, aber auch der Parodontitisprävalenz verantwortlich.

4.3. Darstellung der Studienpopulation unter allgemeinen Aspekten

Ein wichtiger Aspekt, der im schon besprochenen Zusammenhang mit der (Mund-)Gesundheit steht, ist der sozioökonomische Status der Bevölkerung. Neben Schulbildung und Berufsabschluss spielt vor allem die jeweilige Einkommenssituation in der Bevölkerung eine sehr wichtige Rolle. Diese hängt zum größten Teil von der Entwicklung der Arbeitslosenquote ab. Die Arbeitslosigkeit in Deutschland entwickelt sich seit den 70er Jahren aus einer nahezu hundertprozentigen Vollbeschäftigung zu einem Arbeitslosenprozentsatz im zweistelligen Bereich Ende der 90er Jahre. Durch die Wiedervereinigung Deutschlands kam es zu einem erheblichen Anstieg der Arbeitslosigkeit. Diese bewegt sie sich in den neuen Bundesländern deutlich über der von Gesamtdeutschland und den alten Bundesländern. Im Jahr 1997 (Zeitpunkt von DMS III und Beginn von SHIP-0) erreichte die Arbeitslosigkeit in der Bundesrepublik Deutschland mit 4,4 Millionen arbeitslos gemeldeten Personen ihren Höhepunkt. Die Arbeitslosenquote lag 1997 für Gesamtdeutschland bei 12,7%, für die alten Bundesländer bei 10,8% und für die neuen Bundesländer bei 19,1% [104]. Seither ist in den alten Bundesländern ein Rückgang der Arbeitslosigkeit zu verzeichnen, während sich in den neuen Bundesländern bislang kein eindeutiger Trend abzeichnet. Die Arbeitslosenquote war in den neuen Bundesländern 2001 mit 18,8% mehr als doppelt so hoch wie in den alten

Bundesländern mit 8,0% (Gesamtdeutschland: 10,4%). Für Männer und Frauen zeigten sich zu diesem Zeitpunkt mit 10,0% bzw. 9,8% nahezu identische Quoten [104]. Im Jahr 2005 (Zeitpunkt von DMS IV und SHIP-1) kam es zu einem Wiederanstieg der Arbeitslosenquoten auf 13,0% bzw. 11,0% in den alten Bundesländern und 20,6% in den neuen Bundesländern [104]. Das Bundesland Mecklenburg-Vorpommern hat im Vergleich zu den anderen neuen Bundesländern einen höheren Anteil an Erwerbslosen [105]. Daher muss ist der Vergleich von SHIP mit DMS Ost etwas vorsichtiger interpretiert werden. Es kann deshalb hierbei hauptsächlich nur um die Bestätigung der in DMS Ost auftretender Trends gehen.

Im Auftrag des Robert-Koch-Instituts wurde durch die Gesundheitsberichterstattung des Bundes mit dem Titel „Arbeitslosigkeit und Gesundheit" die Auswirkung von Arbeitslosigkeit, vor allem von Langzeitarbeitslosigkeit auf die Gesundheitszustand der Bundesbürger untersucht [106]. Die Grundlage dieser Auswertung bildete der Bundes-Gesundheitssurvey von 1998 mit Frauen und Männer im Alter von 20 bis 59 Jahren, die zum Zeitpunkt der Befragung mindestens 15 Stunden wöchentlich berufstätig oder arbeitslos gemeldet waren. Demnach seien „soziale und gesundheitliche Einschränkungen eng mit der Dauer der Arbeitslosigkeit assoziiert". Es wurde festgestellt, dass der Anteil der männlichen Raucher mit ca. 49% bei den Arbeitslosen deutlich höher lag, als bei den Berufstätigen mit rund 34%. Bei den Frauen fiel der Unterschied mit 31% zu 28% geringer aus. Hinsichtlich des angebenden Alkoholkonsums gab es keine wesentlichen Unterschiede zwischen den Berufstätigen und den Arbeitslosen. Deutlich wurden aber die Unterschiede bei der persönlichen Einschätzung des Gesundheitszustandes. So verfügen erwerbslose Männer und Frauen nach ihren Angaben über einen deutlich schlechteren allgemeinen Gesundheitszustand. 23% bezeichnen ihn als weniger gut oder schlecht, unter Berufstätigen kommen nur 11% zu dieser Einschätzung. Männliche Arbeitslose waren mit 4,9% häufiger untergewichtig als die Berufstätigen (1,1%). Dagegen waren arbeitslose Frauen im Vergleich zu den Berufstätigen häufiger stark übergewichtig, bzw. adipös (23% vs. 15%). Tendenziell zeigen sich bei arbeitslosen Männern gehäuft Hypertonie und Hypercholesterinämie. Diese Unterschiede bewegen sich jedoch nach statistischer Berücksichtigung der Altersstruktur im Bereich von Zufallsschwankungen [106]. Bei der Mehrzahl der erfragten Erkrankungen waren arbeitslose Männer im Vergleich zu berufstätigen Männer häufiger betroffen. Statistische Unterschiede zeigen sich hinsichtlich zerebraler Durchblutungsstörungen mit Lähmungen, oder Gefühlstörungen, Durchblutungsstörungen der Beine, chronische Bronchitis, Leberzirrhose, Epilepsie, psychischen Erkrankungen, sowie Suchterkrankungen. Bei arbeitslosen Frauen waren lediglich Durchblutungsstörungen der Beine signifikant häufiger.

Leider wurden in diesem Survey nicht die Auswirkungen von Langzeitarbeitslosigkeit auf die Prävalenz von oralen Erkrankungen untersucht. Dennoch ist davon auszugehen, dass sich die hier gemachten Erkenntnisse auf den Mundgesundheitszustand übertragen lassen können. Die meisten effektiven Prophylaxemaßnahmen, wie eine regelmäßige professionelle Zahnreinigung, werden nur bis zum 18. Lebensjahr von den Gesetzlichen Krankenkassen getragen und müssen daher danach privat vom Patienten finanziert werden. Daher werden gerade die ärmeren Bevölkerungsschichten, wie z. B. Langzeitarbeitslose weniger zahnärztliche Prophylaxemaßnahmen wahrnehmen können und somit nicht von einer besseren Mundgesundheit profitieren. Dennoch befreit diese Tatsache nicht vom eigenverantwortlichen und bewussten Mund- bzw. Allgemeingesundheitsverhalten eines jeden Einzelnen.

Auch bei der Inanspruchnahme von ambulanten ärztlichen Leistungen zeigen sich in der Gesundheitsberichterstattung: „Arbeitslosigkeit und Gesundheit" Unterschiede zwischen Arbeitslosen und Berufstätigen. Ob die Arztbesuche kontroll- oder beschwerdeorientiert waren ist leider nicht ersichtlich. So wurden von männlichen Arbeitslosen im Durchschnitt 9,8 Arztbesuche je Jahr (Frauen: 12,7 Kontakte) angegeben, bei Berufstätigen waren es nur 7,1 (bzw. 11,0 unter Frauen). Allgemein bestätigte sich auch hier das erhöhte Inanspruchnahmeverhalten der Frauen gegenüber den Männern. Des Weiteren liegt der Anteil von Personen mit mehr als 12 Arztkontakten innerhalb eines Jahres unter Arbeitslosen höher. (Männer: 26% bei Arbeitslosen vs. 14% bei Berufstätigen; Frauen: 37% vs. 27%).

4.4. Situation des Gesundheitssystems in Deutschland

Laut einer Studie des Fritz-Beske-Instituts vom Oktober 2005 liegt der Versorgungsindex (Arztdichte, Klinikbettenzahl, Zuzahlungen, Leistungskatalog, etc.) in Deutschland im internationalen Vergleich bei 119 (Schweiz 108, USA 77, Durchschnitt 100). Demnach bietet das Deutsche Gesundheitssystem die umfassendsten Leistungen mit einer überdurchschnittlichen Effizienz [107]. Durch die hohe Hausarzt-, Fach- und Zahnarztdichte sind die Wartezeiten im internationalen Vergleich am geringsten. Die Pro-Kopf-Ausgaben lagen 2001 in Deutschland bei 3560,- Euro, etwas unter dem Durchschnitt von 3594,- Euro (USA 6195,- Euro, Schweiz 4571,- Euro) und mit 0,8 Zahnärzten je 1000 Einwohner liegt Deutschland an dritter Stelle (Schweden und Dänemark 0,9).

Im Jahre 1997 waren in den USA (13,7% des BIP bei einer Lebenserwartung von 70,0 Jahre) und in Deutschland (10,5%; 70,4 Jahre) die auf das Brutto-Inlands-Produkt (BIP) bezogenen

Gesundheitsausgaben fast doppelt so hoch wie im Vereinigten Königreich (5,8%; 71,7 Jahre) und in Norwegen (6,5%; 71,7 Jahre) bei sogar etwas geringerer Lebenserwartung in den USA und Deutschland [108].

In Gesamtdeutschland, also in den alten, wie in den neuen Bundesländern stieg die Anzahl der niedergelassenen Zahnärzte von Jahr zu Jahr. Im Gegenzug sank die Bevölkerung in neuen Bundesländern um ca. 650.000 Einwohner und stieg in den alten Bundesländern um ca. 109.300 Einwohner im Zeitraum 1997 bis 2004. Deutschlandweit betrachtet kam es zur stetigen Zunahme der Zahnarztdichte und damit verbunden zu einem besseren zahnärztlichen Versorgungsgrad. Die jährliche Auswertung der Bundeszahnärztekammer zur zahnärztlichen Versorgung gibt ein genaues Bild über die Zahnärztedichte in den einzelnen Bundesländern, die Ausgaben der Gesetzlichen Krankenversicherung, die Beitragssätze und die Anteile der einzelnen Abrechnungspositionen am Gesamtvolumen. Demnach waren in Gesamtdeutschland 2006 rund 65.000 Zahnärzte behandelnd aktiv, davon arbeiteten 3034 als niedergelassene Kieferorthopäden und 1590 als Oralchirurgen [109]. Die Zahnarztdichte hat sich in Gesamtdeutschland zwischen 1997 und 2005 von 76 auf 79 behandelnd tätige Zahnärzten pro 100.000 Einwohner erhöht, wobei diese in den neuen Bundesländern mit 83 Zahnmedizinern im Jahr 2005 noch etwas höher lag. Nach einer Prognosestudie des Instituts der Deutschen Zahnärzte 2004 könnte die Zahl der Zahnmediziner im Jahr 2020 insgesamt zwischen 6 und 15% höher liegen als im Jahr 2001 [110]. Der verbesserte Versorgungsindex, die immer besser werdende therapierende Zahnmedizin und die zunehmende Anzahl von Spezialisierungen sind sicherlich als eine der Ursachen für die allgemein verbesserte Mundgesundheit anzusehen. Der aktuellste Forschungsbericht des IDZ vom 26.02.09 geht dagegen aber für das Jahr 2030 prognostisch davon aus, dass sich die Anzahl der behandeln tätigen Zahnärzte reduzieren, jedoch die Versorgungsdichte durch den allgemeinen Bevölkerungsrückgang ungefähr identisch bleiben wird [111]

Demgegenüber muss die sinkende Anzahl der Zahnarztstellen im öffentlichen Gesundheitsdienst (Schulzahnärzte) gestellt werden. Diese sank zwischen 1991 und 2004 kontinuierlich von 642 auf 455 Vollzeitstellen. Gerade diese Schulzahnärzte sind in der Selektion der Karieshochrisikokinder in den Schulen essentiell, da diese meist weniger kontrollorientiert einen Zahnarzt aufsuchen.

Wie bei der allgemeinmedizinischen, so werden auch bei der zahnmedizinischen Versorgung in Deutschland vor allem in den ländlichen Gebieten Engpässe zu erwarten sein. In Zukunft dürfte der Anteil der Zahnärztinnen stark steigen, da derzeit gut 60–70% der Studierenden in

der Zahnmedizin Frauen sind. Welche Auswirkung diese Geschlechterverschiebung in der Berufsgruppe der Zahnärzte auf die Versorgung hat, ist derzeit nicht absehbar.
In Zukunft werden sich wohl Kooperationsgemeinschaften, wie Gemeinschafts- bzw. Praxisgemeinschaften durchsetzen, um dadurch eine höheres Spektrum von Spezialisierungen (Parodontologie, Endodontologie, Implantologie, Kinderzahnheilkunde, etc.) mit patientenfreundlichen Behandlungszeiten anbieten zu können. Fraglich ist aber, wie man der zunehmenden Polarisierung der oralen Erkrankungen begegnet.

4.5. Kosten des Gesundheitssystems

Betrachtet man für den oben untersuchten Zeitraum von 1997 bis 2005 die jährlichen Statistiken der KZBV [109, 112], die jährlichen Zahlenberichte der PKV [113-118] und die Rechnungsergebnisse der gesetzlichen Krankenkasse vom Bundesministerium für Gesundheit und Soziales [119-122] so fällt auf, dass die Gesamtausgaben der Gesetzlichen Krankenversicherung zwischen 1997 und 2005 von 118,3 Milliarden Euro auf 134,9 Milliarden Euro gestiegen sind (siehe Tab. 2 im Anhang). Die Ausgaben für zahnärztliche Behandlung wurden von 11,9 Milliarden Euro (1997) auf 9,9 Milliarden Euro (2005) durch das Inkrafttreten von verschiedenen Gesundheitsreformen, die Minimierung des Leistungskatalogs und die Erhöhung der privaten Zuzahlungen reduziert. Im Gegensatz dazu stieg der Anteil der Privaten Krankenversicherung an den Gesamtausgaben für die zahnmedizinische Versorgung in Deutschland von ungefähr 12,8% im Jahr 1997 auf 19,6% im Jahr 2005. Die Gesamtausgaben der PKV für die zahnmedizinische Versorgung erhöhten sich kontinuierlich von 1,7 Milliarden Euro im Jahr 1997 auf 2,4 Milliarden Euro im Jahr 2005.
Besonders bei den Ausgaben für Zahnersatz der GKV wird deutlich, wie versucht wurde durch die verschiedenen Gesetzesänderungen den ständig wachsenden Kosten entgegenzuwirken. So stiegen bis zum Inkrafttreten von therapiebezogenen Festzuschüssen im Jahr 1998 die Ausgaben der Kassen für Zahnersatz kontinuierlich an. Die Einführung von therapiebezogenen Festzuschüssen führte zu einem Rückgang der Zahnersatzausgaben. Mit der Wiedereinführung der prozentualen Bezuschussung im Jahr 2000 stiegen die Kassenausgaben für Zahnersatz bis zum Jahr 2003 wieder auf 3,8 Milliarden Euro an, um dann danach erheblich zu sinken. Ab 2005 trat ein Festzuschuss-System („befundbezogende Festzuschüsse") im Bereich Zahnersatz in Kraft, dessen Auswirkungen noch nicht vollständig abzusehen sind. Die sinkenden Ausgaben der Gesetzlichen Krankenversicherung für die zahnmedizinische Versorgung, insbesondere für Zahnersatz, werden vermutlich zum Teil durch vermehrte Zuzahlungen der

Krankenversicherten kompensiert. In der PKV wurde 1997 0,9 Milliarden Euro und 2005 1,3 Milliarden Euro für Zahnersatz ausgegeben.

Diese steigende Kostenentwicklung bei den Krankenkassen macht überdeutlich, wie wichtig eine Effizienzerhöhung in der Verteilung der immer begrenzter werdenden finanziellen Ressourcen im Gesundheitssystem ist. Setzt man dies noch in den oben besprochenen Kontext der immer älterer werden Gesellschaft (siehe Kap. 4.2), so potenziert sich dies noch.

Zahnfüllungen (F1-F4), Wurzelkanalbehandlungen und Extraktionen stellen in der zahnärztlichen Behandlung die Basisleistungen der konservierend-chirurgischen Therapie dar (siehe Abb. 11 im Anhang). Ihre Häufigkeiten spiegeln die positiven Entwicklungen der letzten Jahre – die Kariesreduzierung in allen Altersgruppen – wider und sind überdies wesentliche Indikatoren für die Entwicklung der Zahnerhaltung. Im Zeitraum von 1997 bis 2005 kam es zu einer deutlichen Reduzierung der gelegten Zahnfüllungen von 67,9 auf 58,4 Millionen und der Extraktionen von 14,3 auf 13,2 Millionen, die über die Gesetzlichen Krankenversicherungen (GKV) abgerechnet wurden [109, 112]. Die Anzahl der durchgeführten Wurzelbehandlungen veränderte sich in diesem Zeitraum kaum, eine deutliche Zunahme fand von 1991 (6,9 Millionen) auf 1995 (7,5 Millionen) statt. Diese Zahlen begründen sich in der Verbesserung der Mundgesundheit und der grundlegenden Verschiebung von einer prothetischen, also zahnersetzenden zu einer restaurativen, also zahnerhaltenden Zahnmedizin. Der Rückgang der der Anzahl gefüllter Zähne sowie die Erhaltung von mehr naturgesunden Zähnen ist die Folge der oben angesprochenen Wirkung der Fluoridzahnpasten und einer immer stärker Fuß fassenden Prophylaxe in der Bevölkerung. Bei den gesondert abgerechneten Parodontalbehandlungen in der GKV sind nur Daten über die Ausgaben aber nicht über die Anzahl verfügbar. Demnach stieg das Ausgabevolumen bis 1997 deutlich an. Danach sanken diese Kosten durch die Reduzierung des Punktwertes und nicht der Behandlungsfälle von 480,7 Millionen Euro im Jahr 1997 auf 302,3 Millionen Euro im Jahr 2005. Neben den Ausgaben für zahnmedizinische Behandlung und prothetische Versorgung übernehmen die Gesetzliche und die Private Krankenversicherung auch die Kosten für die Individualprophylaxe bei 6- bis 18-Jährigen. Bei der GKV stiegen diese für Gesamtdeutschland kontinuierlich von 302,4 Millionen Euro im Jahr 1997 auf 407,5 Millionen Euro im Jahr 2005. Mit Blick auf die alten und neuen Bundesländern werden allerdings Unterschiede deutlich. Während die Kosten für Individualprophylaxe in den alten Bundesländern stiegen (1997: 211,6 Millionen Euro; 2005: 348,5 Millionen Euro) sind die Ausgaben in den neuen Bundesländern gesunken (1997: 90,8 Millionen Euro, 2005: 59 Millionen Euro) [109]. Dieser Trend folgt vermutlich den abnehmenden Kinderzahlen in den neuen Bundesländern [123].

Zusammenfassend macht die Anzahl der durchgeführten Basisleistungen eine immer stärkere Fokussierung der Zahnärzte hin zu mehr Zahnerhaltung deutlich. Die sinkende Finanzierung dieser zahnmedizinischen Leistungen durch die GKV muss aber immer mehr durch erhöhte private Zuzahlungen seitens der Versicherten kompensiert werden.

4.6. Prävalenz der Karies

Zahnkaries, als eine der häufigsten und in der Bevölkerung bekanntesten oralen Erkrankung, beeinflusst die Mundgesundheit im erheblichen Maße.
Die deutlichsten Erfolge in der Reduzierung des Kariesbefalls und somit in der Verbesserung der Mundgesundheit wurden in der Kinder- bzw. Jugendlichenkohorte erreicht. Gerade um die zukünftige Entwicklung der Mundgesundheit einzuschätzen, ist es wichtig auch in diesem Kontext die Kinder- und Jungendlichenkohorten zu beleuchten. Denn diese sind die Erwachsenen von morgen bzw. Senioren von übermorgen. Durch Maßnahmen der Gruppenprophylaxe (z. B. Aufklärungsaktionen in den Schulen) konnte seit den 70er Jahren die Kariesprävalenz um ca. 80% gesenkt werden [124, 125]. Einschränkend muss festgestellt werden, dass sich parallel zu den positiven Entwicklungen eine Schieflage der Kariesbetroffenheit einstellte. So hatten in DMS IV 10,2% der 12-Jährigen mehr als zwei kariös erkrankte Zähne, d.h. bei dieser Gruppe der Karieshochrisikokinder wurden insgesamt 61,1% aller kariös erkrankten Zähne diagnostiziert [28]. Des Weiteren wird eine regional Zunahme der frühkindlichen Karies („Nursing-Bottle- Syndrom") beobachtet [49, 126, 127]. Es liegen aber keine deutschlandweit repräsentativen Studien zu diesen Prävalenzen vor. Daher ist eine valide und deutschlandweite Einschätzung der „Early-Childhood-Caries" gegenwärtig nicht möglich.
Die Deutsche Arbeitsgemeinschaft für Jugendzahnpflege (DAJ) erhob Daten über die Karieserfahrung der Kinder mit erhöhtem Kariesrisiko (SiC-Index) für den Zeitraum 1994 bis 2004 [15]. Im Vergleich des mittleren Kariesbefalls für alle 12-jährigen Schüler mit dem oberen Drittel der stark kariesanfälligen Schüler zeichnet sich folgendes Bild ab: Innerhalb von 10 Jahren halbierte sich die Anzahl der kariös erkrankten und gefüllten Zähne, sowohl in der durchschnittlich als auch in der stark betroffenen Kindergruppe und die Zahl der geschädigten Zähne sinkt weiter. Folglich ist davon auszugehen, dass alle Kinder von den ergriffenen Präventivmaßnahmen zur Kariesreduktion profitieren. Dennoch ist eine Kariespolarisation erkennbar, daher ist eine kontinuierliche Weiterführung der Prophylaxemaßnahmen essentiell [15]. In der vierten DAJ-Studie (2004), bei der erstmals alle Bundesländer teilgenommen haben, wurden die 6-7-Jährigen, die 12-Jährigen und die 15-Jährigen untersucht [15]. Diese Studie

erlaubt erstmals eine deutschlandweit repräsentative Einschätzung der Mundgesundheit von Schülern in Deutschland. Parallel dazu wurden in DMS III die 12-Jährigen und in DMS IV zusätzlich die 15-Jährigen befundet [24, 25].

Die Kariesbelastung der Kinder ab dem sechsten Lebensjahr im Zeitraum 1994 bis 2004 stellte sich wie folgt dar (siehe Abb. 1 und 2 im Anhang). Zwischen 1994 und 1997 reduzierte sich die Prävalenz der Milchgebisskaries. Dieser Trend setzte sich in verlangsamter Form weiter fort, wobei eine Stagnation zwischen 2000 und 2004 deutlich wird. Die Kariesreduktion (bezogen auf die Reduzierung des DMF-T-Wertes im Zeitraum 1994 bis 2004) variiert bei den 6- bis 7-jährigen Kindern in den einzelnen Bundesländern zwischen 11% (Bremen) und 36% (Mecklenburg-Vorpommern). Allgemein werden auch bei den Kindern bzw. Jugendlichen in den neuen Bundesländern höhere Werte verzeichnet, als in den alten Bundesländern [15, 16, 18-20, 128]. In einigen Bundesländern (z.B. Berlin, Hessen und Thüringen) und in einigen Ländern Europas beobachtete man bei den 6-7-Jährigen ein Wiederanstieg der Milchzahnkaries [15, 129, 130]. Diese Entwicklung macht deutlich, dass die einmal erreichten Präventionserfolge vor allem im Milchgebiss reversibel sind. Mögliche Begründungen können in den aktuellen soziodemografischen Entwicklungen, wie z.B. dem höheren Anteil von Familien mit Migrationshintergrund, höhere Arbeitslosigkeit und damit verbunden schlechteren Einkommenssituationen, gesehen werden [131-135].

Die Altersgruppe der 12-Jährigen verzeichnet in dem Untersuchungszeitraum der DAJ die besten Ergebnisse und profitiert daher am meisten von der verbesserten Mundgesundheit. Im Jahr 2004 haben sie mit einem DMF-T-Wert von 0,98 nach der Einteilung der Weltgesundheitsorganisation (WHO) einen „sehr niedrigen Kariesbefall". Die Abnahme des DMF-T-Wertes spiegelt die Reduktion des Kariesbefalls, aber auch im Anstieg der kariesfreien Gebisse wider. So stieg der Anteil der naturgesunden Gebisse beispielsweise in Mecklenburg-Vorpommern von 15,3% im Jahr 1994/95 auf 50,9% im Jahr 2004 an. Der von der WHO (modifiziert von der Bundeszahnärztekammer) für das Jahr 2020 geforderte mittlere DMF-T-Wert von <1 wird in dieser Altersgruppe schon jetzt unterschritten (0,98 in Gesamtdeutschland im Jahr 2004, Abb. 1 im Anhang) [8].

Deutschlandweit hatten im Jahr 2005 70,1% der 12-jährigen Kinder kariesfreie naturgesunde Zähne, wobei es in den neuen Bundesländern nur 52,5% und 72,4% in den alten Bundesländern waren [28]. Die in den DMS erhobenen DMF-T- Werte von 1,7 (1997) und 0,7 (2005) bestätigen den in den DAJ-Studien gefundenen abnehmenden Trend des Kariesbefalls. Geschlechtsspezifische Unterschiede bei den 12-Jährigen konnten in der DMS IV festgestellt werden [3, 24]. In DMS III war eine Tendenz zur höheren Kariesanfälligkeit des weiblichen

Geschlechtes erkennbar. Auch bei den 12-Jährigen gab es Unterschiede hinsichtlich der Kariesprävalenzen in den alten und neuen Bundesländern zwischen 1989 und 2005 (siehe Abb. 3 im Anhang). In den neuen Bundesländern lag der Kariesbefall vor der Wiedervereinigung unter dem der alten Bundesländer. Bereits 1997 lag jedoch der DMF-T-Wert in den neuen Bundesländern deutlich über dem der alten Bundesländer (2,6 vs. 1,4). An dieser unterschiedlichen Ausprägung der Mundgesundheit in den neuen bzw. in den alten Bundesländern ist interessant, dass gerade die Alterskohorten der 6-7- und 12-Jährigen erst nach der Wiedervereinigung geboren wurden. Daher zeigt sich an diesem Beispiel klar, dass die Begründungen nicht in den unterschiedlichen Systemen vor der Wiedervereinigung lagen, sondern zum größten Teil den sozialen Umbrüchen in der Nachwendezeit anzulasten sind. Als weitere Erklärung ist der erhöhte Zuckerkonsum („Nachholbedarf", versteckte Zucker) nach der Wiedervereinigung anzusehen. Diese Verschlechterung der Mundgesundheit in neuen Bundesländern in DMS III wurde auch in der Erwachsenen- bzw. Seniorenkohorte gefunden (siehe Kap. 3.1.1.). Im Jahr 2005 konnte eine kontinuierliche Angleichung der DMF-T-Werte bei den 12-Jährigen der neuen und alten Bundesländer beobachtet werden.

Für einen internationalen Vergleich eignet sich die Alterskohorte der 12-Jährigen am ehesten, da hier die meisten repräsentativsten Daten zu finden sind (siehe Abb. 4 im Anhang). Deutschland befindet sich mit seinen geringen DMF-T-Werten von 1,7 (1997) und 0,7 (2005) auf der internationalen Spitzenposition neben Österreich (1997: 1,7 und 2002: 1,0) und Dänemark (1995: 1,2 und 2006: 0,8). Bemerkenswert ist, dass in letzter Zeit in den skandinavischen Ländern (z.B. Schweden, Finnland) bei den 12-jährigen Schülern ein Wiederanstieg der Karies zu beobachten ist [136]. In Schweden fiel der DMF-T-Wert von 2,0 (1995) auf 0,9 (2001) und stieg anschließend wieder auf 1,1 (2002) an. In Finnland zeigt sich ein ähnliches Bild (1997: 1,1 und 2000: 1,2). Wie bei den 6-7-Jährigen, wird auch in dieser Alterskohorte deutlich, dass bisher erzielte Erfolge nur durch die kontinuierliche Weiterführung der Präventionsmaßnahmen erhalten werden können.

Wie in Deutschland, so ist die Karieserfahrung bei Kindern und Jugendlichen auch in den anderen Industrieländern ungleich verteilt. Diese Kariespolarisation fällt in Deutschland im Vergleich zu anderen Ländern geringer aus [3].

Die Kariesprävalenz bei den 15-jährigen Jugendlichen wurde deutschlandweit erstmals in der vierten DAJ-Studie (2004) und in DMS IV (2005) erhoben. Im Jahr 2004 hatten die 15-jährigen Schüler in der DAJ einen durchschnittlichen DMF-T-Wert von 2,05 (siehe Abb. 1 und 2 im Anhang). In der DMS IV wurde ein Jahr später ein geringfügig niedrigerer Wert von 1,8 dokumentiert. Eine endgültige Einschätzung der Kariesprävalenz bei Jugendlichen (15-

Jährigen) kann, aber sicherlich erst beim Vorliegen weiterer vergleichbarer Studien in den nächsten Jahren vorgenommen werden. Die 15-jährigen Mädchen haben deutschlandweit signifikant mehr Karies als die Jungen (DMS IV 2,0 vs. 1,6). Diese höhere Kariesanfälligkeit setzt sich wie oben besprochen bei den erwachsenen Frauen und Seniorinnen fort (siehe Kap. 3.1.2.). Vergleicht man die Kariesprävalenz der 15-Jährigen mit den 12-jährigen Kindern, so zeichnet sich ein deutlicher Anstieg ab. In der Regel sind dann alle permanenten Zähne durchgebrochen; damit können natürlich auch mehr Zähne kariös werden. Weitere Gründe sind sicherlich in dem Beginn der Pubertät und dem Vernachlässigen der Mundhygiene zu sehen. Des Weiteren bestätigt sich in dieser Alterskohorte der allgemein höhere Kariesbefall in den neuen Bundesländern.

Betrachtet man daher den hohen Kariesbefall der Kinder in den 80er Jahren, der geschätzte DMF-T Wert bei 13-14-Jährigen von 1983 lag bei ca. 8,8 [76, 137], so wird deutlich, dass die heutigen Erwachsenen eine schlechtere Ausgangsposition in bezug auf frühkindlichen Kariesbefall hatten. Der Kariesbefall kann als eine Erkrankung im Sinne einer Gesamtlebenserfahrung angesehen werden, weil es (noch) keine „Restitutio ad intergrum", also eine vollständige Wiederherstellung des ursprünglichen Zustandes durch Ausheilung bei kariösen Zähnen, gibt. Vor diesem Hintergrund erhält der oben dargestellte Kariesrückgang (siehe Kap. 3.1.) in der Erwachsenen- bzw. Seniorenkohorte eine höhere Wertigkeit.

Sowohl in Gesamtdeutschland als auch in den alten und neuen Bundesländern ist im Verlauf der letzten 10 Jahre bei den 35- bis 44-Jährigen und 65- bis 74-Jährigen eine geringe Abnahme der Prävalenz der Kariesekrankungen (DMF-T-Wert) zu beobachten. Deutlichere Mundgesundheitsverbesserungen sind wie schon erwähnt nur in der Kinder- bzw. Jugendlichenkohorte, vor allem aber bei den 12-Jährigen zu finden.

Der Anstieg der gesunden, füllungsfreien und nicht kariösen Zähne und die Reduzierung der extrahierten Zähne (MT-Komponente) sowohl bei den Erwachsenen als auch bei den Senioren kann als Zeichen einer Verbesserung der Mundgesundheit angesehen werden. Da die 35- bis 44-Jährigen den größten Anteil der gefüllten Zähne (FT) und die Senioren den größten Anteil der fehlenden Zähne (MT) hatten, bestätigt sich auch mittels des DMF-T-Index die alterspezifische Abhängigkeit der Anzahl fehlender Zähne. Bei den Senioren in den alten und neuen Bundesländern bleibt die DT-Komponente konstant auf einem geringen Level (siehe Abb. 4), d.h. die Wertigkeit von offenen kariösen Läsion nimmt mit zunehmendem Alter zugunsten der fehlenden Zähne und Parodontalerkrankungen ab. Dies wurde durch verschiedene Studien bestätigt [41, 42, 60, 61].

Die Betrachtung mehrerer nationaler bzw. regionaler Studien für den Zeitraum 1989 bis 2006 machte deutliche Unterschiede zwischen den alten und neuen Bundesländern sichtbar (Kap. 3.1.1). Die Erwachsenen der alten Bundesländern verzeichneten für den Zeitraum 1989 bis 2005 eine kontinuierliche Verbesserung der Mundgesundheit bezüglich des Kariesbefalles und der Anzahl der naturgesunden, nicht kariösen und füllungsfreien Zähne. Eine deutliche Verbesserung bezüglich der Beminderung von offenen kariösen Läsionen (DT-Komponente), also im Sanierungsgrad der Zähne war im Zeitraum von DMS I (1989) zu DMS III (1997) erkennbar. Danach veränderte sich der Sanierungsgrad nur wenig. In den neuen Bundesländern zeichnet sich für den Zeitraum 1992 bis 2005 eine andere Entwicklung ab. Demnach wurden 1997 im Mittel 2,5 naturgesunde Zähne weniger verzeichnet als noch 1992, erst 2005 kam zum leichten Anstieg. Diese nachträgliche Verschlechterung des Mundgesundheitszustandes von 1992 zu 1997 ist, wie schon in der Betrachtung der Kinder- bzw. Jugendlichenkohorten erwähnt, möglicherweise durch die sozialen Umbrüche, den veränderten Nahrungsgewohnheiten (erhöhter Zuckerkonsum durch „Nachholbedarf", versteckte Zucker) aber sicherlich auch durch die „Neuetablierung" der Zähnärzteschaft in den neuen Bundesländern nach der Wiedervereinigung zu begründen. In den neuen Bundesländern kam es erst 2005 zu einer Verminderung der Karieseprävalenz, parallel dazu verbesserte sich der Sanierungsgrad, d.h. der Anteil der gefüllten Zähne. Auch die Regionalstudie SHIP verzeichnet in Vorpommern eine geringe Verbesserung der Mundgesundheit durch die Zunahme der gefüllten (FT-Komponente) und die Abnahme der unversorgten kariösen Zähne (DT-Komponente), bei allgemein höheren Werten gegenüber DMS Ost. Diese können sicherlich durch die schlechteren Lebensbedingungen und höherer Arbeitslosenquoten in Mecklenburg-Vorpommern gegenüber den anderen neuen Bundesländern erklärt werden. Interessant ist, dass in DMS III die Erwachsenen in den alten, als auch in den neuen Bundesländern fast identische DMF-T Werte (16,1 vs. 15,9) aufweisen.

Da die Alterskohorte der Senioren erst ab 1997 (DMS III) untersucht worden ist, kann der Ost-West-Vergleich nicht so differenziert ausfallen, wie bei den Erwachsenen. Auffällig waren aber auch hier die allgemein höheren DMF-T-Werte in den neuen Bundesländern, die sich aber in der zeitlichen Betrachtung an die in den alten Bundesländern anpassen.

Walter et al. führten 1996 eine regional repräsentative Studie im Bundesland Sachsen mit dem Ziel den zahnärztlich-prothetischen Versorgungsgrad einzuschätzen durch [66]. Durch die Differenzierung in die Erwachsenenkohorte wurden die Ergebnisse mit DMS II verglichen. Interessant ist aber auch ein Abgleich mit DMS III Ost. Demnach fügt sich der mittlerer DMF-T von 16,4 (DT 4,1, MT 4,2, FT 8,1) genau in die Mitte zwischen DMS III Ost (DMF-T 15,9) und

SHIP-0 (DMF-T 17,8) ein. Der Anteil der unversorgten kariösen Zähne liegt mit 4,2 in Sachsen deutlich über dem von DMS III Ost (MT= 0,6) bzw. SHIP-0 (0,8).

Die geschlechtsspezifischen Unterschiede hinsichtlich der Kariesanfälligkeit konnten, wie schon erwähnt, erstmals bei den 15-Jährigen dargestellt werden und zeigten sich ausgeprägter bei den Erwachsenen bzw Senioren sowohl in DMS III bzw. IV als auch in SHIP-0 bzw. SHIP-1 (siehe Kap. 3.1.2). Diese bleiben auch während des allgemeinen Kariesrückgangs bestehen. So liegt der Unterschied im DMF-T-Wert zwischen Mann und Frau bei den Erwachsenen 1997 bei 1,3 bzw. 2005 bei 1,2 Zähnen und bei den Senioren 1997 bei 1,8 bzw. 2005 bei 1,7. Interessant ist dabei, dass bei den erwachsenen Frauen der Unterschied vorrangig in höheren FT-Komponenten (höhere Sanierungsgrad) und bei den Seniorinnen vorrangig in höheren MT-Komponenten (höhere Zahnverlustraten) lag. So hatten die 35-44-jährigen Frauen im Durchschnitt in beiden DMS 1,4 gefüllte mehr und die 65-74-jährigen Frauen im Durchschnitt in DMS III 2 und IV 1,6 fehlende Zähne mehr als die Männer (siehe Abb. 7, Kap. 3.1.2).

Der höhere Anteil der offenen kariösen Läsionen ist dagegen in beiden Alterskohorten in beiden Studien bei den Männern etwas erhöht. Hier ist die Erklärung in dem geringeren Inanspruchnahmeverhalten von (zahn-)ärztlichen Leistungen zu sehen [24, 25, 87]. Allgemein suchen mehr erwachsene Frauen den Zahnarzt kontrollorientiert auf, als Männer dieser Altersgruppe (83,9 vs. 68,1%, DMS IV eigene Berechnungen). Bei den Älteren (65- bis 74-Jährige) nivelliert sich dieser Unterschied. Außerdem geben sie in den Fragebögen der DMS IV öfter an, mindestens dreimal jährlich eine zahnärztliche Praxis aufzusuchen (31,9 vs. 29,3% bei den 35- bis 44-Jährigen, DMS IV, eigene Berechnungen). Dies stimmt mit anderen Studien überein [45, 66, 138-141].

Ein wesentlicher Grund für diese höhere Anfälligkeit, liegt in den niedrigen Speichelfließraten der Frauen. Inoue et al. konnten in ihren Untersuchungen nachweisen, dass die Größe und die Fließrate der Glandula parotis und submandibularis bei den Frauen signifikant geringer war, als bei den Männern [142]. Lukacs & Largaespada suchten in ihrer Arbeit Erklärungsansätze für die höhere Kariesprävalenz des weiblichen Geschlechtes in den Faktoren Speichel, Hormone und Lebensweisen [143]. Sie verweisen neben dem frühzeitigeren Durchbruch der Zähne und der damit verbundenen längeren Kontamination in der oralen Bakterienflora, der Rolle der Frau in der Nahrungsmittelzubereitung, vor allem auf die Hormonumstellungen, während der Pubertät, Schwangerschaft und Menopause. Außerdem sehen sie als ein wesentliches Kriterium die Qualität und Quantität des Speichels an.

In einer Studie zur Relation zwischen reduziertem Speichelfluss und Allgemeiner Gesundheit und Karies, konnte dargestellt werden, dass niedrige Fliessraten mit einem höheren Body-Mass-

Index (BMI), mit Medikamenteneinnahmen bei älteren Menschen und mit Kariesbefall bei Frauen assoziiert sind [144, 145]. Es ist allgemein bekannt, dass jede Beeinträchtigung des Speichelflusses oder dessen Zusammensetzung in einer Erhöhung des Kariesrisikos mündet [146]. Die Speichelproduktion kann sich durch natürliche Alterungsprozesse oder durch Bestrahlung während einer Tumortherapie (Strahlenkaries) [147] verändern. Eine verminderte Speichelsekretion ist außerdem eine Begleiterscheinung zahlreicher allgemeiner Erkrankungen im Alter bzw. kann als unerwünschte Nebenwirkungen von Medikamenten auftreten. Des Weiteren sind im Durchschnitt mehr Frauen als Männer vom sog. „Sjögren-Syndrom" einer Autoimmunerkrankung der Speichel- und Tränendrüsen betroffen [148].

Die Abbildung 9 zeigt die spezifische Verteilung der Karies an ihren Prädilektionsstellen. Im Vergleich zu den Kindern und Jugendlichen sind bei den Erwachsenen (35- bis 44-Jährigen) und Senioren (65- bis 74-Jährige) öfter Glattflächen- bzw. Approximalkaries erkennbar. Während der Anteil der okklusalen Karies bei den Senioren im Vergleich zu der Erwachsenenkohorte zurückgeht, so ist ein leichter Anstieg bei der Karies auf den Glattflächenkaries und eine Stagnation bei der Approximalkaries erkennbar (siehe Abb.9). Die SHIP-0 bestätigt die altersspezifische Abnahme der Okklusalkaries, zeigt aber eine Stagnation bei der Glattflächenkaries und eine geringen Anstieg bei der Approximalkaries (Abb. 10). Aus diesen Ergebnissen lässt sich die kariespräventive Bedeutung der Fissurenversiegelung im Kindesalter und der auf die Zahnzwischenräume gerichteten Prophylaxemaßnahmen, wie Zahnseide und Zahnzwischenraumbürsten bis ins hohe Alter abschätzen.

Die Prävalenz der koronalen Karies bei Erwachsenen und Senioren in Deutschland bewegt sich in der internationalen Schwankungsbreite. Allgemein haben diese beiden Alterskohorten einen „hohen Kariesbefall". Internationale Vergleiche sind durch unterschiedliche Befundungen limitiert, wenn auch allgemein der DMF-T-Index benutzt wird. Aufgrund der zeitlichen Nähe zu den DMS, der Wahl identischer Alterskohorten und ähnlicher Befundungen können hier die NHANES-Studien aus den USA zum Vergleich herangezogen werden (siehe Abb. 39).

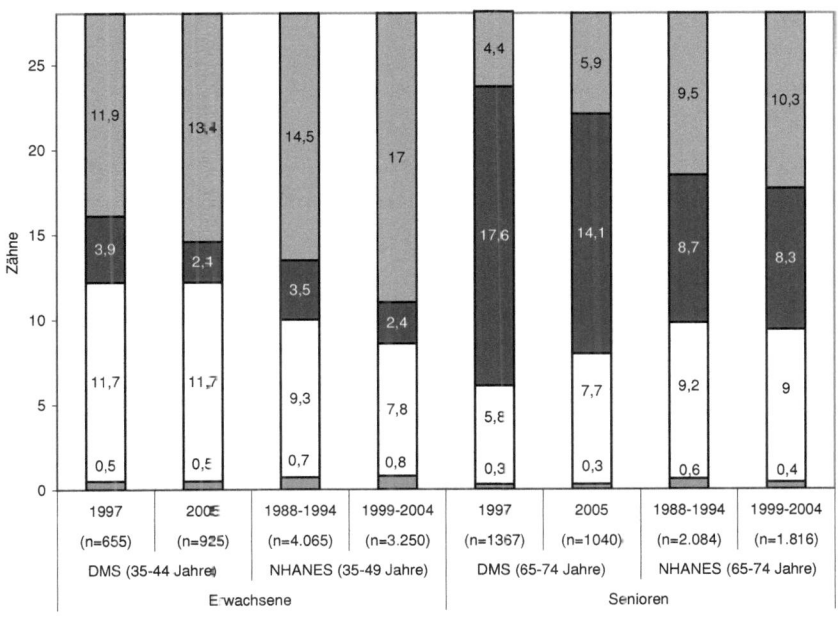

Abbildung 39: Vergleich der Kronenkaries (mittlerer DMF-T unterteilt in Einzelkomponenten) bei Erwachsenen (35-44 bzw. 35-49 Jahre) und Senioren (65-74 Jahre) in DMS und (NHANES (USA). Quelle: DMS-Publikation [24, 25] und US-Publikation [141].

Sowohl in der Erwachsenen- als auch in der Seniorenkohorte sind in den NHANES geringere DMF-T Werte in allen Zeiträumen feststellbar. Die „caries decline" wird hierdurch bestätigt und zeigt das Potential auf, welches auch noch in Deutschland erreicht werden könnte. Splieth et al. sehen eine mögliche Begründung für den geringeren Kariesbefall in den USA in Trinkwasserfluoridierung und dem vermehrten Gebrauch von Fluoriden, insbesondere von fluoridierten Zahnpasten [45]. Interessant ist aber, dass der Sanierungsgrad (Verhältnis FT zu DT) trotz eines deutlich geringeren DMF-T in den USA etwas schlechter ausfällt. Eine Begründung ist möglicherweise im stärkeren sozialen Gefälle und höheren Zahnarztkosten zu sehen.

4.7. Verbreitung der Wurzelkaries

Ab etwa dem 55. Lebensjahr nimmt die Prävalenz der Wurzelkaries erheblich zu [3, 44, 149]. Die Wurzelkaries schreitet üblicherweise schneller voran als die Kronenkaries und betrifft häufiger Senioren als Erwachsene (siehe Kap. 3.2). Durch den alters- und/oder entzündungsbedingten Gingivarückgang liegt der Zahnhals mit zunehmendem Alter öfter frei und wird dadurch auch schneller kariös. Mit zunehmendem Zahnerhalt, z. B. durch bessere endontologische und konservierende Behandlungen verbleiben mehr Zähne länger im Mund. Diese „teeth at risk" sind dadurch dem erhöhten Risiko von Wurzelkaries, aber auch von Parodontopathien ausgesetzt.

Die altersspezifische Tendenz wird dadurch deutlich, dass bei den Erwachsenen eine Stagnation bezüglich der Häufigkeit der kariösen oder gefüllten Wurzelflächen und eine leichte Abnahme der kariösen Wurzelflächen erkennen ist (siehe Abb. 11). Dagegen kam es bei den Senioren zu einer starken Zunahme der kariösen und gefüllten bzw. kariösen Wurzelflächen, weil diese ihre Zähne immer länger im Mund behalten. Ein weiterer wesentlicher Aspekt, der das Zusammenspiel von Parodontalerkrankungen und Wurzelkaries beschreibt, wurde in Abbildung 12 beschrieben. Eine höhere Prävalenz von unbehandelter Wurzelkaries ist bei vorhandenen Gingivarezessionen erkennbar. Außerdem zeigt sich auch hier eine altersspezifische und zeitliche Zunahme. Demnach sind unter anderem nicht nur die Anzahl der noch vorhandenen Zähne, sondern auch altersbedingte bzw. entzündungsbedingte Gingivarezessionen als Risikofaktoren für Wurzelkaries zu identifizieren. Auch die regionale SHIP konnte diese höhere Anfälligkeit von freiliegenden Wurzelflächen bestätigen, wenn auch die Werte höher und die Differenzen geringer ausfielen (siehe Abb. 15).

Wie schon bei der Kronenkaries lagen auch bei der Wurzelkaries die Prävalenzen für gefüllten bzw. kariösen und Wurzelflächen bei den Senioren in neuen Bundesländern höher als in den alten Bundesländern (siehe Kap. 3.2.1). Vor allem die stärkere Ausprägung von Parodontopathien und die damit einhergehenden Gingivarezessionen in neuen Bundesländern können als ursächlich dafür angesehen werden. Auffällig ist aber in der Betrachtung der Erwachsenenkohorte, dass in DMS III die Werte in neuen Bundesländern unter dem Niveau der alten lagen. So kam es in der zeitlichen Betrachtung in den alten Bundesländern zur Abnahme der bezahnten Erwachsenen mit gefüllter bzw. unbehandelter Wurzelkaries und in den neuen Bundesländern zu einer Zunahme. Die höheren Zahnverlustraten der 35-44-Jährigen in den neuen Bundesländern in DMS III (5,2 vs. 3,9 fehlende Zähne, siehe Abb. 25) könnten zu den niedrigeren Wurzelkarieswerten geführt haben. In DMS IV glichen sich diese starken Unterschiede bezüglich der Anzahl fehlender Zähne an (3,3 vs. 2,6).

Bei den Erwachsenen und Senioren ist eine höhere Anfälligkeit der Männer bezüglich der Prävalenz kariöser Wurzelflächen in beiden Studien erkennbar. Diese leichte Tendenz der Männer ist zum einen durch die höhere Anzahl noch vorhandener Zähne (siehe Kap. 3.4), durch die höhere Anfälligkeit von Parodontalerkrankungen (siehe Kap. 3.3) und durch höheren Anteil von Rauchern erklärbar (2003: 29,2% vs. 21,9% tägliche Raucher [150]).

Splieth et al. stellten eine höhere Wurzelkariesprävalenz bei den Männern und eine höheren Versorgungsgrad (Verhältnis gefüllte zu ungefüllten Wurzelflächen) bei Frauen dar, konnten diese geschlechtsspezifischen Unterschiede aber nicht statistisch belegen [44]. Ähnlich verhielt es sich in weiteren Studien [151-153]. Dagegen zeigten Närhi et al. an 196 bezahnten finnischen Probanden (durchschnittliches Alter lag bei 79.3 Jahren) eindeutig, dass Männer mehr Wurzelkaries als Frauen haben (52% vs. 35% (p=0.03)) [154].

Auch der Kariesbefall der Wurzelflächen bei den Erwachsenen und Senioren in Deutschland bewegt sich in der internationalen Schwankungsbreite. Internationale Vergleiche sind durch unterschiedliche Befundungen limitiert, gerade in der Befundung von Wurzelkaries treten diagnostische Schwierigkeiten in der Abgrenzung zum erosiven Zahnhalsdefekt auf. Aufgrund der zeitlichen Nähe zu den DMS, der Wahl identischer Alterskohorten und ähnlicher Befundungen können auch hier die NHANES-Studien zum Vergleich herangezogen werden (siehe Abb. 40 und 41) [141].

Sowohl in der Erwachsenen- als auch in der Seniorenkohorte sind in den NHANES geringere Wurzelkariesprävalenzen in allen Zeiträumen feststellbar. Hinsichtlich der nicht versorgten kariösen Wurzeloberflächen bestätigt sich der schon oben beschriebene Trend eines geringeren Sanierungsgrades. So hatten die amerikanischen Erwachsenen gegenüber den deutschen eine höhere Prävalenz von unversorgten kariösen Wurzeloberflächen (siehe Abb. 40), bei gleichzeitig geringerer Wurzelkariesprävalenz. Bei den Senioren zeigte sich dagegen ein anderes Bild. So sind die Werte in DMS III und NHANES 1988-1994 nahezu identisch, um dann in den USA stark zu sinken und in Deutschland stark anzusteigen (siehe Abb. 41). Erklärbar ist dies durch den zunehmenden Zahnerhalt von DMS III zu IV bei den deutschen Senioren.

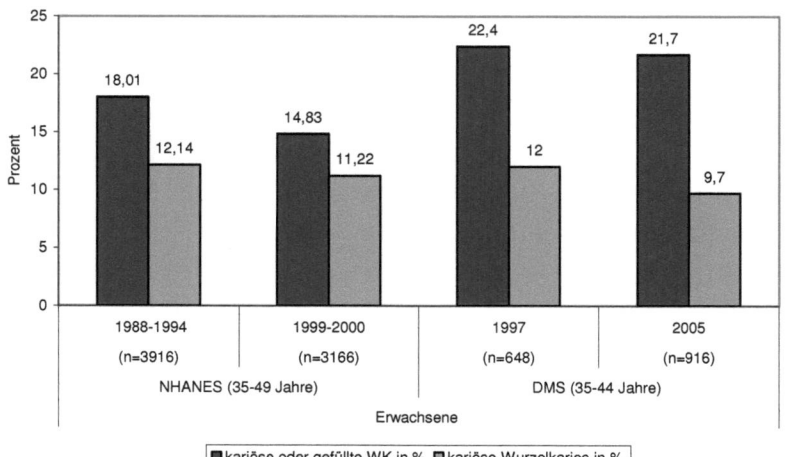

Abbildung 40: Vergleich des Wurzelkaries (bezogen auf bezahnte Probanden) bei Erwachsenen (35-44 bzw. 35-49 Jahre) in DMS und NHANES. Quelle: DMS-Publikation [24, 25], eigene Berechnungen und [141].

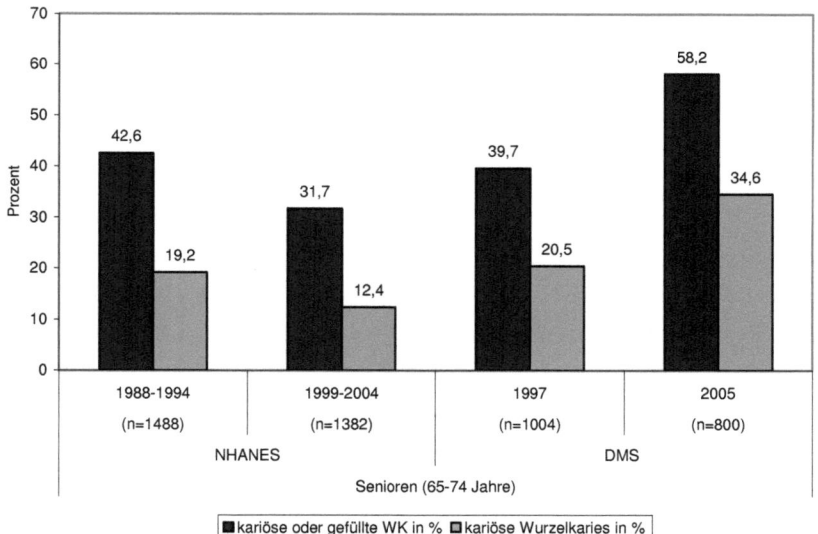

Abbildung 41: Vergleich des Wurzelkaries (bezogen auf bezahnte Probanden) bei Senioren (65-74 Jahre) in DMS und NHANES. Quelle: DMS-Publikation [24, 25], eigene Berechnungen und [141].

4.8. Prävalenz der Parodontalerkrankungen

Die epidemiologische Einschätzung von Prävalenzen bzw. Inzidenzen der Parodontalerkrankungen ist wesentlich dadurch erschwert, dass noch kein einheitlicher und aussagekräftiger Index gefunden wurde [98]. So finden sich in der Literatur unterschiedliche Definitionen zu Parodontopathien bzw. den zu möglichen Schweregraden (leicht/mittel/schwer). Diese beruhen entweder auf Sondierungsstiefen (nach Ainamo 1982) [74] dem Attachmentverlust (nach der American Academy of Periodontology (AAP) [155]) oder einer Kombination von beiden (nach dem Center for Disease Control and Prevention (CDC) [156]). Beide genannten Parameter liefern unterschiedliche Informationen: der Attachmentverlust steht für den Abbau des Parodonts im Laufe des Lebens. Mit der Sondierungstiefe wird das Ausmaß möglicher Entzündungspotenziale beurteilt. Generell entwickelt sich im zunehmenden Alter der Attachmentverlust vornehmlich durch zunehmende Gingivarezessionen und zunehmend weniger durch eine Zunahme der Taschentiefe. Das CDC klassifiziert z.B. eine moderate Parodontitis wenn mindestens an zwei Zähnen ein Attachmentverlust (AV) von ≥4 mm oder an mindestens zwei Zähnen Sondierungsstiefen (ST) von ≥5 mm gemessen werden. Bei einer starken Parodontitis müssen an mindestens zwei Zähnen ein AV von ≥6 mm und an mindestens einem Zahn eine ST von ≥5 mm gemessen werden [156].

Global ist die Datenlage zu Parodontopathien aber durch den von der Weltgesundheitsorganisation (WHO) favorisierten Community Periodontal Index (CPI) dominiert [74]. Dadurch werden zwar einerseits überhaupt internationale Vergleiche möglich, aber anderseits beschreibt der CPI eher den individuellen Behandlungsbedarf und weniger bevölkerungsgerechte Prävalenzen. Da aber der CPI durch die Erhebungsmethodik die parodontale Krankheitslast überschätzt, sind diese Daten mit Vorsicht zu interpretieren. Der CPI eignet sich nur zur Abschätzung eines generellen Behandlungsbedarfes, nicht aber für epidemiologische Zwecke, um z.B. die Parodontitisprävalenz zu evaluieren. Für eine sichere Trendabschätzung fehlen belastbare Daten, da in beiden DMS-Studien unterschiedliche parodontale Messmethoden benutzt wurden (siehe Kap. 2). Die Betrachtung der zeitlichen Entwicklung der CPI Grade 3 und 4 zeigt eine deutliche Zunahme (siehe Abb. 18). Je nach Altersgruppe ist dies aber unterschiedlich zu interpretieren. Bei den Erwachsenen ist dieser Anstieg mit einer Verschlechterung der Mundgesundheit gleichzusetzen, weil hier die Zahnverlustraten noch nicht so stark ausgeprägt sind. Dagegen kann der beobachtete Anstieg von CPI 3 und 4 (siehe Abb. 20) bei den Senioren vor allem in den alten Bundesländern tendenziell als Verbesserung der Mundgesundheit angesehen werden, da durch höheren Zahnerhalt mehr Zähne bis ins hohe Alter im Mund verbleiben und daher mehr den altersspezifische Erkrankungen, wie Parodontalerkrankungen und Wurzelkaries ausgesetzt sind. In der Vergangenheit führten die höheren Zahnverlustraten, die Ausdruck einer allgemein schlechteren Mundgesundheit unter den Senioren waren, zu reduzierten Parodontitisprävalenzen in dieser Altersgruppe. Auch in der Ost-West-Betrachtung wurden Unterschiede deutlich. Die 35-44-Jährigen der neuen Bundesländern zeigten 2005 im Vergleich zu den in den alten Bundesländern höhere CPI-Werte (78,6% CPI-Grad 3 oder 4 vs. 72,1% CPI-Grad 3 oder 4 bei den Erwachsenen). Betrachtet man noch dazu den höheren Zahnverlust in den neuen Bundesländern (siehe Abb. 25) für diesen Zeitraum, potenziert sich diese schlechtere parodontale Mundgesundheit in den neuen Bundesländern. D. h., die Erwachsenen in den neuen Bundesländern hatten weniger natürliche Zähne mit allgemein höherer parodontaler Destruktion. Auch hier werden, die schon oben besprochenen Zusammenhänge zur ungünstigeren sozioökonomischen Lage eines Teils der Menschen in den neuen Bundesländern vermutet (Kap. 3.6). Ähnliche Ost-West-Unterschiede sind auch aus Studien zu anderen Erkrankungen bekannt. Beispielsweise zeigte sich bei Herz-Kreislauf-Erkrankungen und ihren Risikofaktoren ein höherer Anteil von Betroffenen im Nordosten Deutschlands im Vergleich zum Süden. Untersucht wurden die Faktoren Rauchen, Übergewicht, Hypertonie, Diabetes mellitus Typ 2 und erhöhter Cholesterin- bzw. HDL-Spiegel [157].

Walter et al. befundete in der regionalen Studie in Sachsen unter anderem auch den CPITN. Es konnte die oben gezeigte (siehe Abb. 18) altersspezifische Zunahme des CPI Grad 4 bestätigt werden [66]. Vergleicht man diese Werte mit den der Erwachsenen in DMS III Ost, so lagen sie in Sachsen deutlich über der der neuen Bundesländer (Grad CPI III 43,5% bzw. IV 29,6% vs. DMS III Ost III 32,2% vs. IV 14,1%).

Mengel et al. untersuchten in einer Studie in den neuen Bundesländern im Zeitraum von 1991 bis 1992 bei 1688 Probanden (947 Männer vs. 741 Frauen) die parodontale Gesundheit [158]. Nur 1,4% aller Untersuchten wiesen ein parodontales gesundes Gebiss (CPI-Grad 0) auf. Demgegenüber hatten 40,1% einen CPI-Grad von 4. Betrachtet man die Alterskohorte der 35-44-Jährigen (n=275) so lag die Häufigkeit des CPI Grad 0 bei 0,4%, CPI 1 bei 2,2%, CPI 2 bei 2,9%, CPI 3 bei 39,6% und CPI 4 bei 54,9%. Außerdem konnten sie bestätigen dass der CPI-Wert bei guter Mundhygiene und regelmäßigen Zahnarztbesuche signifikant am geringsten war. Die Männer beider Altersgruppen zeigten in DMS III als auch in DMS IV relevante geschlechtspezifische Unterschiede (siehe Abb. 21 und 22). Anhand der regionalen SHIP-0 konnten Kocher et al. für Männer ein signifikant höheres Risiko für Parodontalerkrankungen nachweisen [36]. Dies wurde in internationalen Studien bestätigt [141, 159-162]. Erklärungen liegen in der allgemein geringeren Kariesanfälligkeit (siehe Kap. 3.1.2) und den damit verbundenen niedrigen Zahnverlustraten (siehe Kap. 3.4.2), aber vor allem auch im allgemein schlechteren (Mund-) Gesundheitsbewusstsein der Männer (siehe Kap. 3.6).

Betrachtet man den Schweregrad der Parodontitis in Deutschland nach der Anzahl der betroffenen Zähne pro Person, ergibt sich ein anderes Bild (siehe Tab. 2). Im Gegensatz zum CPI zeigen die errechneten Werte je nach Variable bzw. Indexbildung ein viel komplexeres Bild (Abnahme, Stagnation oder eine leichte Zunahme der Parodontalerkrankung auf einem hohen Niveau für beide untersuchten Altersgruppen). Meist sind nur wenige Zähne parodontal betroffen; dies zeigt das Verhältnis der durchschnittlichen Anzahl erkrankter Zähne zur durchschnittlichen Zahnzahl. Nur bei wenigen Personen ist eine generalisierte Form der Parodontitis beobachtbar. Aktuell sind Prävalenz und Ausmaß von Parodontalerkrankungen in Deutschland als sehr hoch einzuschätzen. Für die Erwachsenen ist eine Stagnation auf hohem Niveau, für Senioren hingegen ein leichter Anstieg erkennbar. Die zeitliche und altersspezifische Betrachtung der hier dargestellten Werte lässt auf eine erhöhte Anfälligkeit bzw. erhöhten Behandlungsbedarf der Senioren für parodontale Erkrankungen schließen. Wie schon oben besprochen, ist die Zunahme der Parodontitisprävalenzen vor allem mit dem erhöhten Zahnerhalt („teeth at risk") bei den Senioren, der mit einer allgemein verbesserten Mundgesundheit verbunden ist, zu erklären.

Verwendet man die vom CDC vorgeschlagene Klassifikation der Parodontitis [156] haben in DMS IV ca. 8% der Erwachsenen und ca. 22% der Senioren eine stark ausgeprägte Parodontalerkrankung. Diese hohe Prävalenz von Zähnen mit einem starken Attachmentverlust bzw. hohen Sondierungstiefen passt mit den Ergebnissen einer Studie über die Ursachen für Zahnverlust zusammen. Demnach werden in Deutschland bei den über 40-Jährigen fast die Hälfte aller Zähne (45 Jahre: 40,4%, 55 Jahre: 47,6%) aus parodontalen Gründen zu gezogen [60].

Durch den bereits besprochenen Kariesrückgang (siehe Kap. 3.1. bzw. 4.6.) und damit verbundenen erhöhten Zahnerhalt (siehe Kap. 3.4.) werden in allen Altersgruppen immer weniger Zähne extrahiert. Somit sind mehr Zähne dem „Risiko" ausgesetzt, parodontal zu erkranken. Es scheint daher plausibel, dass Parodontalerkrankungen in Deutschland in Zukunft eher zunehmen werden. Die Auswertung der CPI-Werte von 1997 und 2005 bestätigt diese Annahme (Abb. 18). Das hohe Niveau der Parodontitisprävalenz verdeutlicht, dass die Präventionsmaßnahmen und die Früherkennung bzw. –behandlung von Erkrankungen des Zahnhalteapparates nach wie vor von großer Bedeutung sind.

Internationale Vergleiche der Prävalenz von Parodontalerkrankungen sind auch hier durch unterschiedliche Untersuchungsmethoden und Erhebungszeiträumen schwierig und hauptsächlich mit dem CPI möglich [136]. Dabei bewegen sich die Erkrankungsraten der Erwachsenen in Deutschland 2005 mit einer Prävalenz tiefer Zahnfleischtaschen (CPI-Grad 4) von 20% im internationalen Mittelfeld. Die Prävalenz tiefer Taschen ist in Spanien mit 1% am niedrigsten und den höchsten Wert in Belgien (29,4%) [136]. Die deutschen Senioren weisen eine höhere Prävalenz (40%) gegenüber Großbritannien (17%) und den USA (32%) auf [136]. Zusammenfassend befindet sich Deutschland bezüglich der Prävalenz schwerer Parodontalerkrankungen im oberen Drittel. Es liegt also ein erhebliches Verbesserungspotential auf dem Gebiet der Parodontalerkrankungen vor.

Hinsichtlich der aussagekräftigeren Parameter AV und ST sind vergleichbare Werte nur durch die nationale NHANES (USA) und die regionale Hugoson-Studien (Schweden) verfügbar. Im Gegensatz zu dem in Deutschland beobachteten Trend einer Stagnation bzw. eines Anstieges nahm sowohl in den USA als auch Schweden die Prävalenz der Parodontalerkrankungen in den letzten 10 bis 20 Jahren deutlich ab [141, 163]. In der schwedischen Studie hatten 2003 die 80-Jährigen im Röntgenbild einen ungefähr so günstigen Knochenmesswert wie die 60-Jährigen im Jahr 1983 (Restknochenhöhe 52%). Die in Abb. 42 gegenübergestellten Ergebnisse aus der regionalen Querschnittsstudie Hugoson und der regionalen Longitudinalstudie SHIP zeigen folgenden Trend. So verzeichnete die Altersgruppe der 31-39-Jährigen einen Anstieg und die der 41-49-Jährigen einen Abfall der Sondierungstiefen ST≥4 mm an mind. einen Zahn in beiden Studien (siehe Abb. 42). Die ST sank bei den 51- bis 79-Jährigen der schwedischen Stadt Jönköping und stieg in SHIP kontinuierlich an. Da es sich hier bei beiden um regionale Studien, aber unterschiedliche Studientypen (Querschnitts- vs. Longitudinalstudie) handelt, sind die Ergebnisse nur für eine Bestätigung der Entwicklung der Parodontalprävalenzen geeignet.

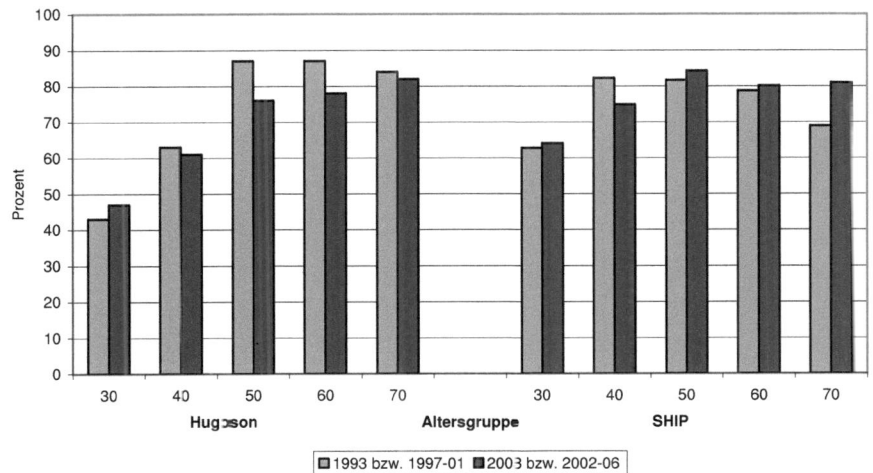

Abbildung 42: Anteil von Probanden mit Sondierungstiefe ≥4mm an mind. einen Zahn in Jönköping, Schweden (Hugoson et al.) und in Deutschland (SHIP-0). Quelle: [163, 164] und eigene Berechnungen aus SHIP [79], eigene Darstellung.

In der zeitlichen Betrachtung von NHANES III (1988–1994) und NHANES (1999–2004) sanken in den USA bei der Erwachsenen die mittlere Sondierungstiefe (1,5 mm auf 1,0 mm), sowie der mittlere Attachmentverlust (1,9 mm auf 1,4 mm) [141] (siehe Abb. 43 bzw. Tab. 5). Auch bei den amerikanischen Senioren kam es zur Abnahme des mittleren AV bzw. ST (siehe Abb. 43). Interessant ist bei näherer Betrachtung der 35-44-Jährigen US-Amerikaner, dass die mittlere ST zu beiden Studienzeitpunkten höher lag, als der mittlere AV. Dagegen zeichnete sich bei den deutschen Erwachsenen ein gegenläufiges Bild ab.

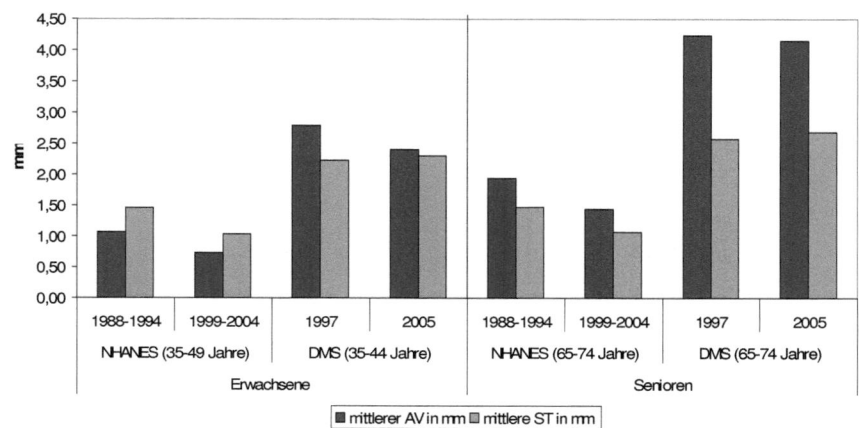

Abbildung 43: Mittlerer Attachtmentverlust und Sondierungstiefe bei Erwachsenen (35-44 bzw. 35-49 Jahre) und Senioren (65-74 Jahre) für DMS und NHANES. Quelle: DMS-Publikation [24, 25], eigene Hochrechnung und US-Publikation [141, 165], eigene Darstellung.

Tabelle 5: Mittlerer Attachtmentverlust und Sondierungstiefe bei Erwachsenen (35-44 bzw. 35-49 Jahre) und Senioren (65-74 Jahre) für DMS und NHANES. Quelle: DMS-Publikation [24, 25], eigene Hochrechnung und US-Publikation [141, 165], eigene Darstellung.

	Erwachsene				Senioren			
	NHANES (35-49 Jahre)		DMS (35-44 Jahre)		NHANES (65-74 Jahre)		DMS (65-74 Jahre)	
	1988-1994	1999-2004	1997	2005	1988-1994	1999-2004	1997	2005
mittlerer AV, mm	1,07	0,73	2,79	2,41	1,94	1,44	4,23	4,16
mittlere ST, mm	1,47	1,04	2,23	2,30	1,48	1,07	2,56	2,69
mittlere Zahnzahl	24,14	25,05	24,1	25,5	19,12	19,34	14,3	17,9

D. h., in den USA ist die akute Entzündung höher als der etablierte Attachtmentverlust. Dagegen ist in Deutschland eher eine höhere fortgeschrittene parodontale Destruktion zu finden. Bei den Senioren findet sich in beiden Studien ein im Vergleich zu den Sondierungstiefen höherer mittlerer Attachtmentverlust. Ob diese Trends Antiraucherkampagnen, einer verbesserten Prophylaxe, besserer zahnärztlichen Interventionen oder anderen Faktoren zuzurechnen sind, konnte noch nicht detailliert geklärt werden [166, 167].

4.9. Prävalenz von Zahnverlust und Zahnprothetischer Status

Zahnverlust ist weniger eine eigenständige Erkrankung, sondern eher eine Folgeerscheinung von unbehandelten oder zu spät behandelten Karies- bzw. Parodontalerkrankungen und zu einem geringeren Anteil von Unfällen bzw. Abrasionen. Außerdem bestimmen die therapeutische Fertigkeit bzw. das Behandlungskonzept des Zahnarztes, die prothetische Wertigkeit eines Zahnes, aber auch die Patientencompliance die Entscheidung zur Zahnextraktion. Der Zahnverlust, d. h., die Anzahl fehlender Zähne bzw. die totale Zahnlosigkeit ist ein wichtiger Indikator zur Einschätzung der Entwicklung der oralen Gesundheit. Generell spiegelt sich die deutliche Verbesserung der Mundgesundheit in Deutschland in den erheblichen Prävalenzrückgängen des Zahnverlustes in den letzten Jahren wider. Wie schon oben besprochen, sind dann diese „teeth at risk" einem höheren „Risiko" von Wurzelkaries, aber auch von Parodontopathien ausgesetzt. Aus Abb. 24 geht hervor, dass sich sowohl bei den Erwachsenen als auch bei den Senioren die durchschnittliche Anzahl fehlender Zähne von 1997 bis 2005 stark verringert hat. Dies konnte auch regional durch SHIP bestätigt werden (siehe Abb. 25 und 26). Generell ist aber festzustellen, dass in allen Studien und zu allen Untersuchungszeiträumen die Senioren stets eine höhere Anzahl an fehlenden Zähnen bzw. einen höheren Prozentsatz von Totaler Zahnlosigkeit hatten, als die Erwachsenen. Daraus wird ersichtlich, dass der Verlust von Zähnen eine altersspezifische Tendenz im Sinne einer Gesamtlebenserfahrung aufweist. Vor diesem Hintergrund erhalten gerade die erheblichen Prävalenzrückgängen bei den Senioren eine höhere Wertigkeit. Dentale Abrasionen, wie Demastikation, Attrition oder artifizielle Abrasionen nehmen im höheren Alter zu, dennoch führen sie eher selten zum Verlust von Zähnen [168]. Die Senioren hatten 2005 im Vergleich zu 1997 im Durchschnitt 3,3 fehlende Zähne weniger; bei den Erwachsenen waren es dagegen im Mittel 1,5 fehlende Zähne (siehe Abb. 24). Ursächlich für diese Verbesserung der Mundgesundheit sind vor allem die in Kapitel 3.1 dargestellten Prävalenzrückgänge der Kronenkaries, aber auch eine zunehmende Tendenz unter der Zahnärzteschaft und den Patienten für mehr Zahnerhalt, z. B. durch bessere endontologische und konservierende Behandlungen. Wie schon bei anderen besprochenen Erkrankungen gibt es deutliche Ost-West-Unterschiede. Im Vergleich zur deutschlandweiten Betrachtung (1,9 vs. 1,5 Zähne) zeigte sich, dass sich die Mundgesundheit von DMS III zu DMS IV in den neuen deutlicher als in den alten Bundesländern verbessert hat. Dennoch hatten die Erwachsenen in den neuen Bundesländern 0,7 fehlende Zähne mehr, als die gleiche Alterskohorte in den alten Bundesländern. Für die Zukunft kann daher davon ausgegangen werden, dass sich die Anzahl fehlender Zähne angleichen und sich der Ost-West-Unterschied nivellieren wird.

Ein ähnliches Bild zeigte sich auch bei den 65-bis 74-Jährigen in den neuen Bundesländern. So die Senioren hatten 2005 im Mittel in den alten Bundesländern 3,3 fehlende Zähne und in den neuen Bundesländern 3,9 fehlende Zähne weniger als in DMS III (Abb. 26). Auch die regionale SHIP verzeichnete in beiden Alterskohorten eine deutliche Abnahme der fehlenden Zähne von SHIP-0 zu SHIP-1 (siehe Abb. 25 und 26). So reduzierte sich der mittlere Zahnverlust bei den Erwachsenen um 1,8 und bei den Senioren um 2,8 Zähne. Diese regional ermittelten Werte lagen bei den Erwachsenen deutlich und bei den Senioren leicht über den Bundesdurchschnitt. Eine Übereinstimmung zwischen DMS (Ost) und SHIP-0 fand sich bei den Senioren in 1997 mit 19,8 fehlenden Zähnen in beiden Studien (siehe Abb. 26).

Da jeder Mensch physiologisch nur maximal 32 Zähne besitzt, führt Zahnverlust zwangsläufig selbstlimitierend zur totalen Zahnlosigkeit in beiden Kieferhälften. Daher kann diese als absolutes „Endstadium" einer schlechten Mundgesundheit in der Krankheitskette Karies bzw. Parodontalerkrankungen, Wurzelkaries und schließlich Zahnverlust angesehen werden. Sinkenden Prävalenzen von zahnlosen Ober- und Unterkiefern treten deutlich verspätet zum allgemeinen Trend einer verbesserten Mundgesundheit auf und zeichnen sich daher durch eine sehr hohe Wertigkeit aus. Von totaler Zahnlosigkeit (zahnlose Unter- und Oberkiefer) waren deutschlandweit zu beiden Studienzeitpunkten knapp ein Viertel der Senioren betroffen (siehe Abb. 23). Dabei verringerte sich ihr Anteil von 24,8% im Jahr 1997 auf 22,6% im Jahr 2005. Die Prävalenzen bewegen sich bei den Erwachsenen in Gesamtdeutschland um ein Prozent (1,1% vs. 1,0%). Die aussagekräftigsten Verbesserungen waren auch hier in den neuen Bundesländern in beiden Alterskohorten von DMS III zu DMS IV zu finden (siehe Abb. 27 und 28). Auch in SHIP konnten in der Erwachsenenkohorte geringere Werte (0,3% bzw. 0,2%) verzeichnet werden (siehe Abb. 27). Bei den 65-74-Jährigen in den neuen Bundesländern sank die totale Zahnlosigkeit am stärksten in beiden Studien ((DMS: 34,5% auf 22,9%, SHIP: 33,1% auf 23,3%, siehe Abb. 28). In den alten Bundesländern gab es im Jahr 1989 unter den 35-44-Jährigen noch keine Probanden, die von komplett zahnlosen Gebissen betroffen waren. Nach dem Anstieg auf 0,9% (1997), bleibt es 2005 unverändert (0,9%). Auch bei den Senioren der alten Bundesländer wird eine Stagnation der totale Zahnlosigkeit (1997: 22,6%, 2005: 22,6%) deutlich (siehe Abb. 28).

Aus den Ergebnissen kann man schlussfolgern, dass der beobachtete Trend in Gesamtdeutschland ausschließlich auf den Rückgang der Zahnlosigkeit bei den Senioren in den neuen Ländern zurückzuführen ist. Diese Erwachsenen waren komplett prothetisch versorgt, die 65- bis 75-Jährigen zu 90 bis 94%. Aus ernährungsphysiologischer Sicht sollte gerade bei kompletter Zahnlosigkeit eine Versorgung aller Betroffenen angestrebt werden, da die Nahrungsaufnahme bei totaler Zahnlosigkeit erheblich erschwert ist. Betrachtet man die WHO-Zielsetzung für die deutsche Mundgesundheit im Jahr 2020 [8], so wird die Reduzierung der totalen Zahnlosigkeit auf 15% bei den 65-74 Jährigen schwer erreichbar sein (1997: 24,8%, 2005: 22,6%). Da Zahnverlust eine Folgeerscheinung vor Karies- bzw. Parodontopathien ist, kommen hier auch die Begründungen, die in Kapitel 4.6, 4.7 und 4.8 ausführlich erläutert wurden, zum Tragen.

Bei den Erwachsenen war ein Einfluss des Geschlechts auf die Anzahl fehlender Zähne bzw. die totale Zahnlosigkeit erkennbar. Geringfügig höhere Werte sind bei den erwachsenen Frauen in DMS III erkennbar (4,4 vs. 4,0, siehe Abbildung 29). In DMS IV kam es zu einer Angleichung der mittleren Anzahl der fehlenden Zähne mit 2,8 bei den Frauen bzw. 2,7 bei den Männern. Bei den Senioren waren die Unterschiede aufgrund der höheren Anzahl von fehlenden Zähnen stärker ausgeprägt (siehe Abb. 30). Das höhere Zahnverlustrisiko vor allem bei den 65-74-jährigen Frauen wird auch in der Betrachtung der MT-Einzelkomponente des DMF-T Index (1997: 18,4 vs. 16,4, 2005: 14,8 vs. 13,2 siehe Abb. 7) deutlich.

Die totale Zahnlosigkeit zeigt in der Altersgruppe der 35-44-Jährigen aufgrund der geringen Prävalenzen (1,1% bzw. 1,0%) keinen Unterschied zwischen den männlichen und weiblichen Probanden. Dagegen liegt der Anteil von komplett zahnlosen Kiefern in DMS III um 4,8% und in DMS IV um 5,6% bei den Seniorinnen höher, als bei den Senioren.

Betrachtet man die hier dargestellten Ergebnisse so kommt es bei der Anzahl der fehlender Zähne zu einer geringe Angleichung, bei der totalen Zahnlosigkeit ist jedoch eine weitere geschlechterspezifische Differenzierung erkennbar.

In SHIP fallen diese Unterschiede deutlich geringer aus, oder existieren nicht (siehe Abb. 32). Bei den Senioren gab es in SHIP-0 keine Unterschiede (19,8 vs. 19,9); in SHIP-1 hatten die Frauen im Durchschnitt 0,9 fehlende Zähne mehr, als die Männer (siehe Abb. 33).

In der Literatur untersuchten auch andere Studien zum Thema Zahnverlust die geschlechtsspezifischen Unterschiede und trafen unterschiedliche Aussagen. So konnten in einer Baseline-Untersuchung (1977-78) von 449 Probanden im Alter über 30 Jahren in der finnischen Stadt Tuku gezeigt werden, dass die untersuchten Frauen signifikant mehr Zähne verloren als Männer [169].

Auch Gilbert et al. identifizierten in einer regionalen Studie im US-Staat Florida mit 739 Probanden, die älter als 45-Jahre waren, das weibliche Geschlecht, geringeres Einkommen und Alter als Risikofaktoren für erhöhten Zahnverlust [170].

Eine Dissertationsarbeit auf Grundlage der oben bevölkerungsrepräsentativen Studie in Sachsen konnte die höhere Anfälligkeit der Frauen und eines niedrigen Schichtniveaus (geringe Schulbildung) bezüglich der Anzahl fehlender Zähne und der Zahnlosigkeit darstellen [65]. Des Weiteren wurde bestätigt, dass ein hoher Zahnbestand bis ins hohe Alter durchaus möglich ist.

Weihrauch entwickelte in ihrer Dissertationsarbeit aus den Ergebnissen von SHIP-0 ein epidemiologisches Modell zur Identifizierung von Faktoren für außergewöhnlichen Zahnverlust (die 15% der Probanden im Alter von 25 bis 54 Jahren mit dem meisten Zahnverlust) [47]. Zusammenfassend konnten in SHIP-0 keine geschlechtsspezifischen signifikanten Unterschiede in den einzelnen Altersgruppen (25-29, 30-34, 35-39, 40-44, 45-49 und 50-54 Jahre) hinsichtlich des Zahnverlustes herausgefunden werden. Aber auch hier konnten für Zahnverlust die Frauen mit <10 Klassen und niedrigem Einkommen als Hochrisikogruppe identifiziert werden.

In einer national repräsentativen Studie in Finnland zeigte sich nur bei den über 54-Jährigen ein höherer Prozentsatz komplett zahnloser Frauen im Vergleich zu zahnlosen Männern [160]. In den jüngeren Alterskohorten gab es keine geschlechtsspezifischen Unterschiede bezüglich totaler Zahnlosigkeit.

Mack et al. konnten bei der Untersuchung von Einzelzahnlücken bei Probanden der SHIP-0 keine geschlechtsspezifischen Unterschiede erkennen [71]. Mundt et al. beschrieben in ihrer Arbeit die Risikofaktoren für Zahnverlust von 25- bis 59-jährigen Probanden in der SHIP-0 (1997 bis 2001) [42]. Als signifikante Risikofaktoren für den höchsten Verlust von Zähnen zeigten sich ein geringer sozialer Status (Arbeitslosigkeit, geringe Schulbildung und Einkommen), derzeitiges bzw. früheres Rauchen, schlechter Allgemeinzustand und unregelmäßige und länger zurückliegende Zahnarztbesuche. Sie konnten aufzeigen, dass nicht das Geschlecht allein ein höheres Risiko für Zahnverlust darstellt, sondern dass Frauen mit geringer Schulbildung und geringem Einkommen eine Hochrisikogruppe in der Interaktion Geschlecht, Schulbildung und Einkommen für den Zahnverlust bilden. Außerdem diskutierten sie die Wirkung des Familienstatus (verheiratet, geschieden oder ledig) und konnten feststellen, das ledige Männer ein höheres Zahnverlustrisiko als verheiratete Männern haben. Bei Frauen zeigte sich ein gegenläufiges Bild; die Heirat ist für sie mit einer Erhöhung des

Zahnverlustrisikos gleichzusetzen. Eine Untersuchung über die Indikation für Zahnextraktionen bei japanischen Zahnärzten konnte zeigen, dass bei den Frauen unter 45 Jahren mehr Zähne gezogen wurden, als bei den Männern [63]. Dagegen wurden im Alter von 45-74 Jahren mehr Zähne bei den männlichen Probanden extrahiert.

Dye et al. identifizierten durch die Auswertung der NHANES 1988-1994 und 1999-2004 bei Frauen eine höheren mittleren Zahnverlust bzw. totale Zahnlosigkeit, aber auch höhere MT-Komponenten im DMF-T [141].

In einem aktuellen Review untersuchten Müller et al. 15 europäischen Studien von 1992 bis 2006 zum Thema Prävalenzes des Zahnverlust untersucht [57]. Zusammenfassend stellten die Autoren einen Rückgang der mittleren Anzahl fehlender Zähne und auch der totalen Zahnlosigkeit, allerdings mit großen Differenzen innerhalb von ländlichen und städtischen Regionen eines Landes und zwischen den untersuchten Studien fest. Somit bestätigte sich eine geringe Verbesserung der Mundgesundheit. Dennoch sei die Zahnlosigkeit so groß, dass sie bei den über 60-Jährigen zu reduzierten, prothetische versorgungsbedürftigen Gebissen führt. Bei den über 65-Jährigen schwankten die Prozentangaben zur totalen Zahnlosigkeit je nach untersuchten Zeitraum, Alterspanne und Region bei Werten zwischen 15% bis 72% [57]. Es konnte dennoch gezeigt werden, dass Frauen in den meisten Studien an einer erhöhten Anfälligkeit von komplett zahnlosen Kiefern hatten. Zukünftig werden sich den Autoren zur Folge die geschlechtsspezifischen Unterschiede bezüglich der mittleren Anzahl fehlender Zähne in Zukunft nivellieren [57].

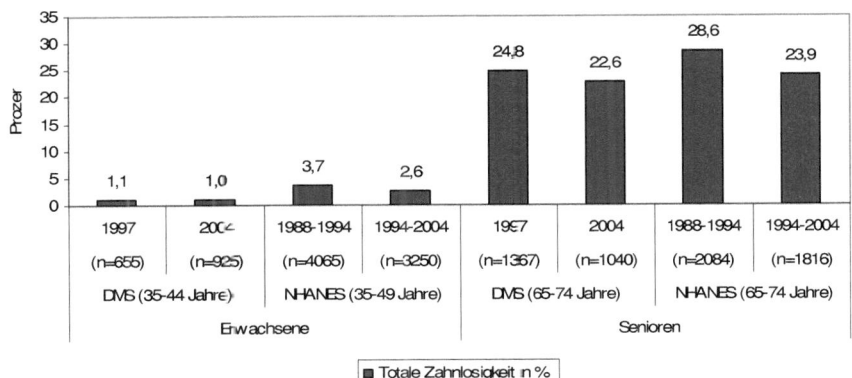

Abbildung 44: Zahnlosigkeit (bezogen auf 32 Zähne) bei Erwachsenen (35-44 bzw. 35-49 Jahre) und Senioren (65-74 Jahre) in DMS und NHANES. Quelle: DMS-Publikation [24, 25] und US-Publikation [141], eigene Darstellung.

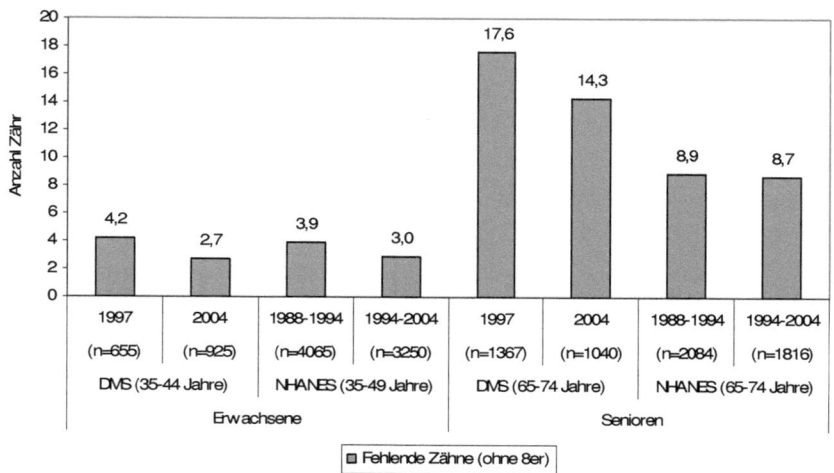

Abbildung 45: Zahnverlust (ohne 8er) bei Erwachsenen (35-44 bzw. 35-49 Jahre) und Senioren (65-74 Jahre) in DMS und NHANES. Quelle: DMS-Publikation [24, 25] und US-Publikation [141], eigene Darstellung.

Auch in den anderen industrialisierten Ländern ging der Zahnverlust seit einigen Jahren zurück. Vergleichbare Erfolge zeichneten sich in den USA und Schweden ab (siehe Abb. 44-46). Betrachtet man sich die Daten in den USA genauer, dann fällt auf, dass trotz des dortigen geringeren Zahnverlustes (siehe Abb. 45), mehr Erwachsene und Senioren an totaler Zahnlosigkeit litten als in Deutschland (siehe Abb. 44). Daher kann man davon ausgehen, dass in den USA der soziale Gradient gerade in Bezug auf die totale Zahnlosigkeit noch stärker ausgeprägt war. Dieser Trend wurde auch schon im Kapitel 4.6 beim Vergleich der DT-Komponente des DMF-T Index in DMS und NHANES gezeigt. Dennoch ist auch in den Vereinigten Staaten, trotz des „unsozialeren Gesundheitssystems mit geringeren Leistungsspektrum" eine Verbesserung der Mundgesundheit, gerade in Hinblick auf die Parodontalerkrankungen (siehe Kap. 4.8) zu erkennen.

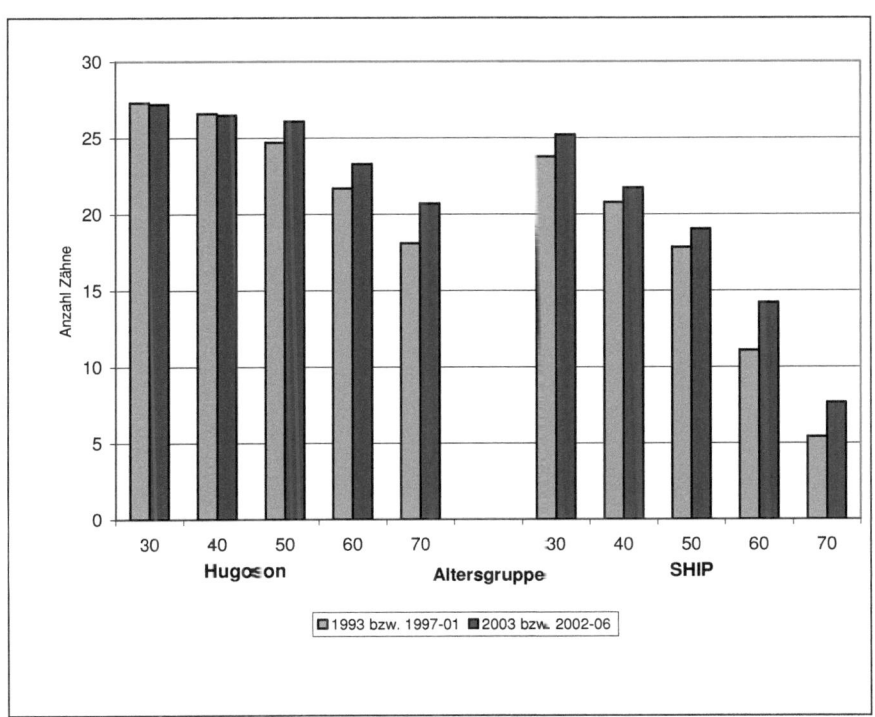

Abbildung 46: Mittlere Anzahl natürlicher Zähne bei 20-80-Jährigen in SHIP und Jönköping, Schweden (Hugoson et al.). Quelle: [163] und eigene Berechnungen [79, 80], eigene Darstellung.

Beim Vergleich der beiden regionalen Studien Hugoson in Jönköping in Schweden (1993 und 2003) und SHIP in Vorpommern (1997-01 und 2002-06) zeigen sich Übereinstimmungen hinsichtlich der Anzahl vorhandener Zähne (siehe Abb. 46). Bei der Betrachtung der einzelnen Altersgruppen nahmen in beiden Studien die Anzahl der Zähne mit zunehmendem Alter ab. In den darauffolgenden Untersuchungen verbesserte sich bei den über 50-Jährigen die Anzahl der natürlichen Zähne. Dennoch hatten die schwedischen Probanden zu beiden Studienzeitpunkten, mehr eigene Zähne, also eine deutliche bessere Mundgesundheit. Dies verstärkte sich noch in den Altersgruppen der 60- und 70-Jährigen. Im Jahr 1993 hatten die 60-jährigen Schweden ungefähr genauso viele Zähne, wie die 40-jährigen Deutschen in SHIP-1 (2002-06, siehe Abb. 46). Daraus lässt sich das Potential erkennen, welches noch in Deutschland möglicherweise erreicht werden könnte. Im europäischen Vergleich, der durch Unterschiede in den

Altersgruppen und der Studienzeitpunkten sehr limitiert ist, befindet sich Deutschland hinsichtlich der totalen Zahnlosigkeit im Mittelfeld (siehe Abb. 47).

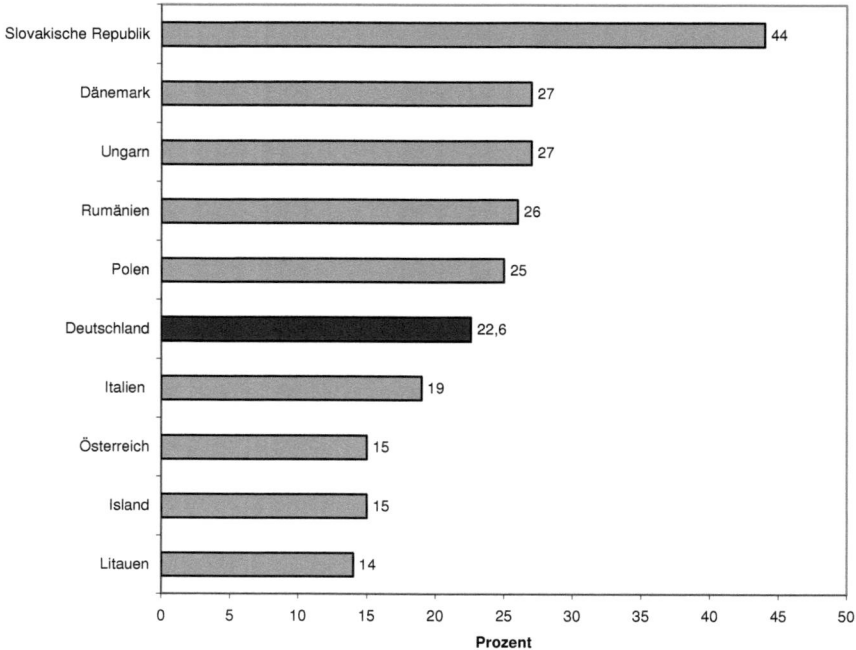

Abbildung 47: Vergleich der Zahnlosigkeit (bezogen auf 32 Zähne) bei Senioren (65-74 Jahre) im Jahr 2002. Quelle: WHO-Global Oral Health-Datenbank [136], eigene Darstellung.

Auch wenn für den Einzelnen eine deutliche Verbesserung der Mundgesundheit durch zunehmenden Zahnerhalt zu erkennen ist, so könnte der populationsbezogene Versorgungsbedarf durch die demografische Entwicklung der Gesellschaft auf einem ähnlichem Niveau verbleiben [67]. Ursache dafür ist, dass die Anzahl der Jüngeren, die sehr stark von dieser Entwicklung profitieren werden, im Verhältnis zu den Älteren mit ihrem größeren Behandlungsbedarf proportional weniger werden [123].

Die prothetische Versorgung von entstandenen Zahnlücken wird in der Zahnärzteschaft hinsichtlich ihrer Quantität, z. B. verkürzte Zahnreihe und Qualität (z.B. festsitzende prothetische Versorgungen) vielschichtig diskutiert. Die unterschiedlichen Therapiemöglichkeiten haben ein breites Spektrum, das sich von herausnehmbaren Prothesen über festsitzenden Brückenversorgungen bis hin zur Einzelzahnversorgung durch Implantate erstreckt. Sie sind abhängig von der allgemeinen Mundgesundheit bzw. der Qualität und Quantität des Restzahnbestandes (parodontal erkrankte Pfeilerzähne), vom Behandlungskonzept des Zahnarztes, aber auch von der Compliance bzw. finanziellen Situation des Patienten [68]. In Abbildung 34 wurde die prothetische Versorgung bei Erwachsenen und Senioren anhand der durch Zahnersatz (Brücken oder Prothesen) ersetzten Zähne und der unversorgten Zahnlücken in beiden Altersgruppen dargestellt. Wie schon erläutert, fehlten den Deutschen mit zunehmendem Alter mehr Zähne, sie hatten öfter einen herausnehmbaren und seltener einen festsitzenden Zahnersatz (Brücken oder Kronen). Die Deutschen Mundgesundheitsstudien von 1997 und 2005 zeigten vor allem bei den 65-74-Jährigen eine Zunahme des festsitzenden Zahnersatzes (Brücken), sowie eine Abnahme der herausnehmbaren einfachen Zahnprothesen bzw. Totalprothesen. Nach dem Leitspruch „festsitzend vor herausnehmbar" ist diese Entwicklung einer Verbesserung in der zahnmedizinischen Versorgung und somit auch der Mundgesundheit gleichzusetzen. Weniger ausgeprägte Veränderungen waren bei den Erwachsenen zu beobachten; sie hatten weniger herausnehmbaren Zahnersatz, eine höhere Einzelkronenversorgung (nicht in Abb. 34 erfasst) und weniger unversorgten Lücken.

Da die prothetische Versorgung von Zahnlücken die therapeutische Konsequenz des Zahnverlustes ist, so lassen sich die oben getroffen bezüglich des Ost-West-Unterschiedes hier übertragen. So hatten die Erwachsenen bzw. Senioren in den neuen Bundesländern im Durchschnitt mehr fehlende Zähne und somit auch mehr vor allem herausnehmbaren Zahnersatz und unversorgte Lücken. Aber auch hier fällt im Zeitverlauf ein Trend zum höherwertigen, festsitzenden Zahnersatz auf.

Stellt man die Versorgung von Frauen und Männern gegenüber, hatten Frauen 2005 deutschlandweit insgesamt eine bessere und hochwertigere prothetische Versorgung. Sie hatten auch mehr als doppelt so häufig Implantate (3,6 vs. 1,4%) [25]. Insgesamt gewinnen Implantatversorgungen an Bedeutung. Dieser Trend konnte auch europaweit beobachtet werden [171]. Implantate haben aber auch aufgrund ihrer hohen Kosten noch eine relativ geringe Verbreitung in der deutschen Bevölkerung. Von 1997 bis 2005 veränderte sich deutschlandweit die personenbezogene Verbreitung von Implantaten bei den Erwachsenen von 0 auf 1,4% und in der Seniorengruppe von 0,7 auf 2,6%. Gerade bei der Implantatversorgung wurde in den DMS ein Zusammenhang mit der Schulbildung als Hinweis auf die sozioökonomische Lage der Studienteilnehmer deutlich [25]. Durch das seit Januar 2005 geltende befundbezogene Festzuschusssystem erhalten jetzt auch gesetzlich Krankenversicherte einen Festzuschuss für eine Implantatversorgung, sodass sich dieser Aufwärtstrend noch verstärken könnte.

Bevölkerungsrepräsentative Daten aus Norwegen und Schweden, wo die Versorgung mit Implantaten schon länger von viele Gruppen der Bevölkerung genutzt wird, zeigen ein konstantes Niveau der Inanspruchnahme von unter 10 % [172, 173].
Die bessere prothetische Versorgung bei den Frauen konnte auch Walter et al. durch die Auswertung einer regional repräsentativen Studie im Bundesland Sachsen belegen [66]. So hatten vor allem die 35-54-jährigen Frauen im Vergleich zu DMS I und II einen höheren Versorgungsgrad mit höherem Anteil festsitzender Prothetik. Außerdem konnte auch hier die Korrelation zwischen Anzahl nicht ersetzter Zähne und den Sozioökonomischen Faktoren (Schichtindex) bestätigt werden.
In einer weiteren aktuelleren Publikation geht Walter kurz auf die Ergebnisse aus der DMS IV hinsichtlich der erhöhten Prävalenz von Zahnverlust und dessen prothetische Versorgung ein [68]. Es wurden die Zunahme des festsitzenden Zahnersatzes und von implantatgetragenen Versorgungen und die Abnahme des herausnehmbaren Zahnersatzes im Zeitraum von DMS III auf DMS IV erläutert. Mögliche Begründungen liegen demnach vor allem in den effektiven Präventionsmaßnahmen aber auch in den „Kohorteneffekten" durch die bessere Allgemein- und Mundgesundheit der Senioren. Für die Zukunft prognostiziert der Autor eine aufwendigere und komplexere Diagnostik und Therapie seitens der behandelnden Zahnärzte. Daten zur prothetischen Versorgung in anderen Ländern sind in dieser Form in der Literatur nicht vorhanden bzw. vergleichbar.

4.10. Risikofaktoren

Die Mundgesundheit wird durch verschieden Risikofaktoren beeinflusst. Diese lassen sich in soziodemografische Faktoren (Alter, Geschlecht, Einkommen, Bildung, etc.), Umweltfaktoren (Tabak- und Alkoholkonsum, Gesundheitsverhalten, Mundgesundheitsbewusstsein), medizinische Faktoren (Allgemeinerkrankungen, Medikamente), orale Faktoren (Speichel, Bakterienarten) und Wirtsfaktoren (Immunsystem, erbliche Faktoren) einteilen [174].
Einige Risikofaktoren, wie Geschlecht, Alter und Bundesländerzugehörigkeit wurden bereits in den Kapiteln zu den einzelnen Krankheitsbildern gezeigt und erläutert.
Allgemein gilt für alle oralen Erkrankungen, dass vor allem dem Mundgesundheitsverhalten (in den DMS definiert als zweimal tägliches Zähneputzen) eine sehr große Bedeutung zukommt. Ein positives Mundgesundheitsverhalten war mit Ausnahme des DMF-T und AV bei den Erwachsenen in 1997 und bei den Senioren in 2005, bei allen erfassten Aspekten der Mundgesundheit positiv assoziiert, sowohl bei Erwachsenen als auch bei den Senioren (siehe

Tab. 2 und 3).

Schenk & Knopf werteten das Mundgesundheits-, Inanspruchnahme- und Präventionsverhalten von Kindern und Jugendlichen in Deutschland anhand des Kinder- und Jugendgesundheitssurvey (KiGGS) des Robert-Koch-Instituts aus [175]. Demnach putzen 71% der befragten Kinder und Jugendlichen regelmäßig, mindestens zweimal täglich die Zähne. Ein Einfluss der sozialen Lage und des Migrationsstatus auf das Zahnputzverhalten, aber auch auf das Inanspruchnahmeverhalten konnte gezeigt werden. So gingen Kindern aus Familien mit niedrigem sozialem Status zu 12% seltener zu einer jährlichen zahnärztlichen Kontrolluntersuchung, in der am besten gestellten Gruppe waren es nur 6%. Unterschiede fanden sich auch in Abhängigkeit vom Migrationsstatus (mit Migrationshintergrund: 16%, ohne Migrationshintergrund: 6%). Die Ergebnisse zeigten, dass die Inanspruchnahme von Präventivmaßnahmen zur Vorbeugung von oralen Erkrankungen vor allem von schicht- und kulturspezifischen Variablen abhängig ist.

Wolf et al. konnten eine Korrelation zwischen einem hohen CPITN und einer schlechte Mundhygiene durch die Auswertung einer regionalen Studie in Sachsen nachweisen [55]. Regelmäßige Zahnarztbesuche zur Überprüfung des Gebisszustandes stellen ebenfalls einen wichtigen Beitrag des Einzelnen zur Prävention und rechtzeitigen Therapie von oralen Erkrankungen dar. Des Weiteren haben Menschen, die nur bei Beschwerden, wie z.B. Zahnschmerzen, einen Zahnarzt aufsuchen, eine schlechtere orale Gesundheit, als Menschen mit regelmäßigen kontrollorientierten Zahnarztbesuchen [36, 42, 176, 177]. In den DMS Studien ließ sich ebenfalls bei allen oralen Erkrankungen ein Zusammenhang der Prävalenz mit Aspekten der sozialen Lage (siehe Kap. 3.6) darstellen. Insbesondere das Bildungsniveau ist hier hervorzuheben, da mit der Bildung Wissen, Normen, Einstellungen und Gewohnheiten verbunden sind, die Einfluss auf das Gesundheitsverhalten haben (z.B. Mundhygiene, Rauchen) [178]. So hatten Erwachsene (35- bis 44-Jährige) mit hoher Schulbildung in DMS IV ein geringerer DMF-T-Wert (12,9 vs. 15,6), ein höherer Sanierungsgrad (96,9% vs. 93,9%), erheblich weniger Wurzelkaries (5,9% vs.15,6%), geringere ST (3,0 mm vs. 2,3 mm) bzw. AV (2,6 mm vs. 2,2 mm) und weniger fehlende Zähne (1,5 vs. 4,0) als Erwachsene mit niedriger Schulbildung (siehe Tab. 4). Diese unterschiedliche mundgesundheitsbezogene Betroffenheit in Abhängigkeit von der sozialen Lage, vor allem dem Bildungsniveau konnte für die Parodontopathien [36, 179-181], für den Zahnverlust [37, 42, 70, 71] und für prothetische Versorgung [37] bestätigt werden. Auch für die hier nicht besprochenen Mundschleimhautveränderungen konnte eine Assoziation zwischen der erhöhter Prävalenz von Präkanzerosen und den Hauptrisikofaktoren Tabak und Alkohol, aber auch einem niedrigen sozialen Status dargestellt werden [30].

Betrachtet man die Parodontitisprävalenzen bei den 65-74-Jährigen, dann zeichnet sich dagegen ein gegenläufiges Bild ab (siehe Kap. 3.6). So hatten Senioren mit hoher Schulbildung einen größeren Anteil von CPI-Grad 3 und 4 als Senioren mit niedriger Schulbildung (89,5% vs. 87,0%, CPI-Grad 3 oder 4). Bei der Betrachtung von ST bzw. AV waren ebenfalls die gleichen Korrelationen erkennbar. Die gezeigte höhere Anfälligkeit für Parodontopathien könnte darin begründet liegen, dass ältere Menschen mit niedriger Schulbildung doppelt so viele Zähne verloren hatten, als Menschen mit guter Schulbildung. Diese haben dann natürlich wesentlich mehr eigene Zähne („teeth at risk"), die parodontal erkranken können.

Der Bildungsgrad der Eltern wirkt sich aber auch unmittelbar auf die Mundgesundheit der Kinder aus. So vereinigen Kinder, deren Eltern eine niedrige Schulbildung haben, den Großteil unversorgter kariöser Zähne auf sich. Dies wird am Beispiel des mittleren DMF-T-Wert der 12-Jährigen im Jahr 2005 (0,8 vs. 0,5) bzw. des mittleren SiC-Index (2,5 vs. 1,5) deutlich. Dieser soziale Gradient in der Betroffenheit von Mundgesundheitsproblemen wird auch hinsichtlich des besuchten Schultyps deutlich. Pieper et al. und Momeni et al. konnten durch Auswertung der DAJ-Untersuchungen zeigen, das Hauptschüler mehr Karies auf sich vereinigen als Gymnasiasten [15, 16, 20]. Kinder mit Migrationshintergrund zeigten in verschiedenen Untersuchungen signifikant mehr Karies als bei ihre Klassenkameraden ohne Migrationshintergrund [132-135]. Vor allem Erwerbslosigkeit bzw. Armut können bei Eltern mit niedrigen Bildungsstatus die Bildungschancen der betroffenen Kinder erheblich minimieren [182]. Somit übertragen die Eltern direkt aber eben auch indirekt das Risiko eines schlechteren (Mund-)Gesundheitsstatus auf ihre Kinder.

Im zweiten Armuts- und Reichtumsbericht der Bundesregierung im Auftrag des Robert-Koch-Institutes wurden die Auswirkungen von Armut und sozialer Ungleichheit auf die Gesundheit untersucht [178]. Ähnliche Fragestellungen bzw. Aussagen fanden sich auch in einer weiteren Publikation des RKI zum Thema „Armut bei Kindern und Jugendlichen" [183]. Beide Arbeiten machten deutlich, dass sich schon in den ersten Lebensjahrzehnten „gesundheitsrelevante Einstellungen und Verhaltensmuster" herauskristallisieren, „die sich im weiteren Lebenslauf verfestigen und dann nur noch schwer beeinflussbar sind". Diese Entwicklungsdefizite und Störungen der Gesundheit in frühster Kindheit bilden oftmals die Grundlage für lebenslange allgemeinmedizinische und eben auch zahnmedizinische Krankheitsverläufe. Außerdem verwiesen die Autoren im Abschnitt Mund- und Zahngesundheit auf die oben schon beschriebenen Ergebnisse der DMS III, also auf die Abhängigkeit des Kariesbefalles von der Schulbildung der Eltern. Demnach sind Kinder deren Eltern einen niedrigen Schulabschluss haben, auch mit einem höheren Kariesrisiko behaftet (siehe Tab. 1 im Anhang). Auf die orale Gesundheit übertragen, bedeutet dies, dass frühe Karieserfahrung prägend für die Mundgesundheit in den weiteren Lebensjahren ist. Gerade auch vor dem Hintergrund, dass die bakterielle Erstbesiedlung der kindlichen Mundhöhle durch den Mutter-Kind-Kontakt erfolgt Demnach ist auch für die zukünftige Entwicklung der Mundgesundheit in Deutschland davon auszugehen, dass die Karies-Hochrisikokinder auch im Erwachsenen- bzw. Seniorenalter den größten Anteil der Patienten mit schlechter Mundgesundheit stellen werden.

Ziller unterstreicht auf der 13. bundesweiten Tagung zum Thema: „Armut und Gesundheit" die soziale Ungleichheit von Kindern und Jugendlichen bezüglich ihrer Mundgesundheit [184]. Demnach seien Menschen mit geringem Einkommen und Bildungsstand, aber auch mit „geringsten Gestaltungsmöglichkeiten und schwacher sozialer Unterstützung durch kleine soziale Netze" als eine Hochrisikogruppe für eine reduzierte Mundgesundheit anzusehen. Für eine schlechtere Allgemeingesundheit wurden arbeitslose Frauen mit geringer Bildung bzw. Einkommen und vielen Kindern als Hochrisikogruppe identifiziert [185]. Auch bei Frauen mit geringem sozioökonomischen Status, konnte diese Assoziation zwischen schlechter Mundgesundheit und dem erhöhte Zahnverlustrisiko nachgewiesen werden [42, 47, 65, 170].

Ein weiterer Risikofaktor für eine schlechte orale Gesundheit konnte von Kocher et al. identifiziert werden. Demnach erhöht regelmäßiger Nikotinabusus das Risiko für Parodontalerkrankungen bis auf das 7-fache [36]. Dies bestätigt sich auch in DMS IV (2005), wo der Anteil der Personen mit Zahnfleischtaschen ≥4 mm (CPI-Grad 3 oder 4) bei erwachsenen Rauchern mit 80,0% deutlich erhöht ist gegenüber 68,7% bei den Nichtrauchern (siehe Tab. 4). Auch international konnte die Assoziation zwischen Rauchen und Parodontitisschwere gezeigt werden [159, 186-189]. Dieses höhere Parodontitisrisiko von Raucher führt zu deutlich höheren Zahnverlustraten (1,9 fehlende Zähne bei Nichtrauchern vs. 3,7 fehlende Zähne bei Rauchern, siehe Tab. 4) [42]. Die Schwere von Parodontalerkrankungen ist außerdem vom Mundgesundheitsverhalten und dem allgemeinmedizinischen Zustand abhängig. So erhöhen Diabetes [36, 190-193] und ein hoher Body-Mass-Index [194] das Risiko parodontal zu erkranken. Die Auswertung der NHANES III konnte zeigen, dass bei den meisten oralen Erkrankungen ein sozialer Gradient über alle Gruppen nachweisbar ist [195]. Auch Dye et al. konnten in NHANES III und NHANES 1999-2004 eine Korrelation zwischen soziökonomischen Status und Mundgesundheit darstellen [141].

Beck und Offenbacher stellten klar, dass sich die „Probleme der Zahnmedizin hinsichtlich der Determinanten und Zusammenhänge nur unwesentlich von der Medizin, gerade wenn es um den Mundgesundheitszustand in Abhängigkeit vom Sozialstatus geht, unterscheiden." [196]

Demnach sind orale Erkrankungen multifaktorielle bzw. multikausale Prozesse mit gemeinsamen Risikofaktoren („common risk factor approach"), wie z.B. sozioökonomischen Umweltfaktoren, Ernährung, Alkohol- und Tabakkonsum.

Zusammenfassend lässt sich durch die oben gezeigten Ergebnisse bzw. Erkenntnisse feststellen, dass es viele Übereinstimungen hinsichtlich der Risikofaktoren von Mund- und Allgemeingesundheit gibt. Daher ist die Zahnmedizin ein integraler Bestandteil der Medizin.

5. Zusammenfassung und Schlussfolgerung

Mit Etablierung der Public-Health-Forschung in Deutschland (siehe Kap. 1.1.) und dem zahnmedizinischen Ableger „Dental Public Health" ist das Interesse nach deutschlandweiten Prävalenzen zum Thema Mundgesundheit gestiegen. Auch wird der multifaktorielle und multikausale Zusammenhang zwischen den einzelnen oralen Krankheitsbildern, wie Kronen- bzw. Wurzelkaries, Parodontopathien und Zahnverlust und der Bezug zu Allgemeinerkrankungen, wie z.B. Diabetes in der Literatur immer stärker hervorgehoben. Deutschlandweite Prävalenzen zu Karies, Parodontopathien und Zahnverlust finden sich in den sehr umfangreichen Publikationen zu den epidemiologischen bevölkerungsrepräsentativen Mundgesundheitsstudien des IDZ (DMS I bis IV)[22-26, 76]. Neben diesen wurden für diese deskriptive Arbeit auch die regional repräsentative SHIP-Studie (SHIP-0 und 1) des Community-Medicine-Forschungsverbundes der Universität Greifswald [79, 80], die epidemiologischen Begleituntersuchungen zur Gruppenprophylaxe bei den Schulkindern, der DAJ [15-20]. (siehe Kap. 3.6) und für den internationalen Vergleich die NHANES [141] und die Hugoson-Studien [163, 164] verwendet. Der durch die Querschnittsstudien DMS III (1997) und DMS IV (2005) und die Longitudinalstudien SHIP-0 (1997-2001) und SHIP-1 (2002-2006) beleuchtete Zeitraum ist vergleichbar und relativ aktuell. Auch die NHANES (1988-1994 & 1994 & 2004) und Hugoson (1993 & 2003) fügen sich in diesen Zeitraum ein. Die Wahl der Alterskohorten der Erwachsenen bzw. Senioren, vergleichbare Befundungen bzw. Indizes und Stichprobenanzahlen bzw. Responsewerte ermöglichen eine valide Einschätzung der Mundgesundheit in Deutschland (siehe Kap. 2).

In den Industrieländern konnte durch die Etablierung kariesprophylaktischer Maßnahmen in den letzten zwei Jahrzehnten in allen Altersgruppen ein deutlicher Rückgang der Kronenkaries erzielt werden. Sowohl national (DMS III und IV) als auch regional (SHIP-0 und 1) zeigte sich in Deutschland in allen Altersgruppen eine Rückgang des DMF-T (siehe 3.1). Die Beleuchtung der Einzelkomponenten (DT-, MT-, FT-Komponente), zeigt dann noch ein differenzierteres Bild. So ist die Verbesserung hinsichtlich der Kariesprävalenz hauptsächlich durch die Reduzierung der MT-Komponente („missing teeth") begründet. Der Sanierungsgrad, also das Verhältnis von DT zu FT ist in allen Altersgruppen zu allen Studiengruppen als hoch einzuschätzen. Die größten Erfolge der präventiven Zahnheilkunde wurden vor allem bei den 12-jährigen Kindern (Kap. 4.6) durch den Einsatz einer Gruppenprophylaxe mit einer breiten Verfügbarkeit von Fluoriden, sowie der Individualprophylaxe und durch den Einsatz von Fissurenversiegelungen ermöglicht. Dennoch ist trotz dieser guten Erfolge eine

Kariespolarisation in der Bundesrepublik Deutschland zu erkennen, d.h. nur wenige Erkrankte vereinigen den Großteil der kariösen Zähne auf sich.

Die Erfolge in der Kariesbekämpfung und verbesserte konservierende zahnmedizinische Therapien führten vor allem bei den Senioren, aber auch bei den Erwachsenen zu geringeren Zahnverlustraten bzw. zu geringeren Prozentsätzen von totaler Zahnlosigkeit (siehe Kap. 3.4). Durch die Zunahme dieser „teeth at risk" kam es bezüglich der Wurzelkariesprävalenz (siehe Kap. 3.2) und der Parodontitisprävalenz (siehe Kap. 3.3) bei den Erwachsenen zu einer Stagnation und bei den Senioren zu einer starken Zunahme.

Die geschlechtsspezifische Evaluierung der einzelnen oralen Erkrankungen zeigte, dass Männer im Mittel einen geringeren Kariesbefall der Zahnkronen (siehe Kap. 3.1.2.) und geringere Zahnverlustraten (siehe Kap. 3.4.2.), aber dadurch bedingt höhere Wurzelkariesprävalenzen (siehe Kap. 3.2.2.) und Parodontitisprävalenzen (siehe Kap. 3.3.2.) auf sich vereinigten. Dagegen vereinigen Frauen im Durchschnitt einen höheren mittleren DMF-T Wert (siehe Kap. 3.1.2.), höhere Zahnverlustraten bzw. höhere Prozentsätze von totaler Zahnlosigkeit (siehe Kap. 3.4.2) und dadurch eine geringere Anfälligkeit für Wurzelkaries (siehe Kap. 3.2.2.) und Parodontalerkrankungen (Kap. 3.3.2.) auf sich.

Die Entwicklung der Mundgesundheit in den neuen und alten Bundesländern konnte exemplarisch an der Betrachtung der Kariesprävalenzen aufgezeigt werden. So ließen sich vor 1997 geringere DMF-T-Werte bei den 12-Jährigen und Erwachsenen (siehe Kap. 3.1.1) in den neuen Bundesländern erkennen. In DMS III und IV zeigten sich dann bessere DMF-T Werte in den alten Bundesländern. Dieser Trend einer zur Wiedervereinigung eintretenden Verschlechterung der Mundgesundheit in den neuen Bundesländern, verläuft bei allen oben besprochen Erkrankungen und ist vermutlich den politischen und wirtschaftlichen Umschwüngen, dem „Nachholbedarf" bezüglich der Zuckerkonsums, aber auch einer „Neuorientierung" der Zahnärzteschaft in den neuen Bundesländern anzulasten. In DMS IV kommt es dann zu einer langsamen Annäherung der Mundgesundheit in den neuen und alten Bundesländern.

International konnten vornehmlich durch die Betrachtung von NHANES und Hugoson, geringere Kronen- bzw. Wurzelkariesprävalenzen, geringere AV- und ST- Werte und geringere Zahnverlustraten in den USA und Schweden deutlich gemacht werden. Dennoch wiesen trotz der besseren allgemeinen Mundgesundheit in NHANES mehr Probanden höhere DT-Werte, also einen geringeren Sanierungsgrad (siehe Abb. 39) und höhere Prozentsätze von totaler Zahnlosigkeit (siehe Abb. 44), als die Probanden in DMS oder SHIP, auf. Daher kann man davon ausgehen, dass in den USA der soziale Gradient bzw. die Polarisation in Bezug auf die totale Zahnlosigkeit bzw. DT-Komponente noch stärker als in Deutschland ausgeprägt ist. Als mundgesundheitsbezogen Risikofaktoren konnten neben Geschlecht, Alter und Bundeslandzugehörigkeit auch Mundhygiene-und Inanspruchnahmeverhalten und vor allem die Schulbildung und der Nikotinabusus für beide Alterskohorten und zu beiden Studienzeitpunkten identifiziert werden (siehe Kap. 3.6 und 4.10). Da gesellschaftlich aktuell in Deutschland ein Umdenken im Gesundheitsbewusstsein spürbar ist, könnten die derzeit laufenden Antiraucherkampagnen vermutlich zu einer Verminderung der Raucherzahl führen. Wahrscheinlich sinken damit auch die mit Rauchen assoziierten Erkrankungen wie Parodontitis, Leukoplakien und Mundkrebs. Daher ist eine konsequente Fortführung dieser und weiterer Kampagnen gerade zur Nivellierung der Sozioökonomischen Faktoren auch aus zahnmedizinischer Sicht begrüßenswert. Durch den demografischen Wandel („umkehrte Alterspyramide" (siehe Kap. 4.2.) aber auch durch die rasanten Veränderungen im Gesundheitssystem (siehe Kap. 4.4.) ist Deutschland in einem wichtigen Wandel begriffen, der sich auch auf die Zahnheilkunde und der damit verbundenen Mundgesundheit auswirken wird. Für die Zukunft müssen die Schwerpunkte in der zahnmedizinischen Versorgung und Prävention neu gesetzt werden, da in Deutschland zunehmend mehr ältere und alte Menschen mit speziellen Bedürfnissen bezüglich ihrer Mund- und Zahngesundheit leben. Bei der zahnmedizinischen Behandlung werden die zunehmende Multimorbidität der Patienten und die Erstellung von individuelleren Risikoprofilen von zunehmender Wichtigkeit für einen Therapieerfolg werden. Es ist wichtig, dass die zukünftigen Schwerpunkte in der zahnmedizinischen Versorgung und Prävention diesen Entwicklungen angepasst werden. Außerdem sollte ein spezielles Augenmerk auf die zahnmedizinische - präventive und therapeutische - Betreuung von Menschen in prekären Lebenslagen gerichtet werden, weil sie von Mund- und Zahnerkrankungen häufig besonders stark betroffen sind.

Die Möglichkeiten der Kariesprophylaxe werden bei Kindern und Jugendlichen gut genutzt, was sich in einer starken Abnahme der Kariesprävalenz in diesen Altersgruppen widerspiegelt. Die Erhaltung von mehr Zähnen innerhalb der letzten 8 Jahre sowohl bei Erwachsenen als auch Senioren zeigt das Potential auf, das in der Kombination von bevölkerungswirksamen Präventionsmaßnahmen (fluoridiertes Speisesalz und fluoridierte Zahnpasten) mit Individualprophylaxe liegt. Sollte in Zukunft auch durch ältere Patienten eine Individualprophylaxe verstärkt in Anspruch genommen und mehr zahnärztliche Restaurationen unter dem Gesichtspunkt der Zahnsubstanzerhaltung durchgeführt werden, so können zukünftig noch mehr Zähne erhalten werden. Derzeit liegen keine Angaben vor, wie stark die Präventionsangebote in den Praxen genutzt werden.

Die Prävalenz von Parodontalerkrankungen scheint in den letzten 8 Jahren auf einem hohen Niveau zu stagnieren. Für Parodontalerkrankungen gibt es derzeit keine Primärprävention auf Bevölkerungsebene. Hier kann nur eine konsequente Individualprophylaxe Abhilfe schaffen. Die gesetzlichen Krankenkassen führten 2004 eine Abrechnungsposition ein, die ein Überwachen des parodontalen Gesundheitszustandes erlaubt. Im Augenblick kann nicht abgeschätzt werden, ob sich diese Maßnahmen in einer erhöhten Inspruchnahme von Individualprophylaxe niederschlagen. Um in Zukunft genauere und aussagekräftigere Parodontitisprävalenzen zu erhalten, wäre es sinnvoll international nur einen Parodontitisindex zu verwenden und mit der gleichen PA-Sonde, vornehmlich der PCPUNC15 [101], Full-Mouth oder Half-Mouth zu erheben.

Die zahnmedizinische Versorgung muss sich noch stärker auf die Bedürfnisse der verschiedenen Alters- und Risikogruppen fokussieren, um sozial- und altersbedingte Unterschiede in der Mundgesundheit zu nivellieren. Die hohe Spreizung des Kariesindexes (SiC) zeigt, dass es innerhalb der Kinder und Jugendlichen eine Risikogruppe mit einem hohen Kariesbefall gibt. Dies sind insbesondere Kinder aus sozialen Randgruppen und mit Migrationshintergrund. Die Unterversorgung in diesem Bereich ist vermutlich weniger auf strukturelle Defizite, als auf fehlende Präventions- und Therapienachfrage der Betroffenen zurückzuführen. Um dem entgegenzuwirken müssten Schulzahnärzte bessere Möglichkeiten haben, um auf die identifizierten Risikogruppen einwirken zu können. Eine weitere Risikogruppe stellen die betagten und hochbetagten Senioren dar. Viele ältere Patienten haben multiple Begleiterkrankungen, wie Diabetes, Bluthochdruck und Übergewicht, die mit verschiedenen Medikamenten behandelt werden. Mehr Menschen werden mehr Zähne lebenslang behalten. Totalprothesenträger werden in den nächsten Generationen deutlich weniger werden und der Schritt zur Zahnlosigkeit durchschnittlich im höheren Lebensalter erfolgen. Gemäß einer Theorie nach Schwartz [58] wird in Zukunft in den letzten Lebensjahren eine Phase des starken Leidens und der Erkrankungen stattfinden. Welche Konsequenzen sich daraus für den zahnmedizinischen Betreuungs- und Versorgungsaufwand ergeben, ist unbekannt. Von Seiten der Zahnärzte sollten noch spezifischere Behandlungsangebote für Betagte und Hochbetagte erstellt werden. Eine bessere universitäre Ausbildung der Zahnärzte im Fach Parodontologie und Alterszahnmedizin, deutschlandweit anerkannte und genormte Spezialisierungen nach dem Studium (Parodontologie, Endodontologie, Kinderzahnheilkunde und Prothetik) und eine bessere interdisziplinäre Zusammenarbeit von Ärzten und Zahnärzten würden die Zahnmedizin in Deutschland zukunftsfähiger machen. Zur Umsetzung zahnerhaltender, präventiver Strategien ist qualifiziertes Prophylaxepersonal nötig. Vermutlich mangelt es in Deutschland im Vergleich zu anderen Ländern an weiterqualifizierten Zahnärzten und entsprechendem Prophylaxepersonal, jedoch liegen weder Zahlen zum Prophylaxepersonal noch zur Inanspruchnahme von Prophylaxeleistungen vor.

Wünschenswert wäre eine in regelmäßigen Abständen stattfindende national repräsentative Untersuchung zur oralen Gesundheit, die das gesamte Altersspektrum umfasst, um aussagekräftige Daten über Trends zur zukünftigen Morbidität zu erhalten. Gerade zu Parodontalerkrankungen, Erkrankungen der Kaumuskulatur und Kiefergelenke und zu Mundschleimhauterkrankungen müssen einheitliche Indizes, die den Behandlungsbedarf genauer einschätzen, gefunden werden. Es wäre des Weiteren zu überlegen, ob die Entwicklung eines allgemeinen „Mund-Gesundheits-Index" sinnvoll ist und dieser zu aussagekräftigeren Studienergebnissen beitragen würde. Diese Index müsste die drei Haupterkrankungen (Kronen- und Wurzelkaries, Parodontopathien und Zahnverlust), gegebenenfalls auch Mundschleimhauterkrankungen und Kiefergelenkserkrankungen, aber auch die Risikofaktoren Alter, Geschlecht und Bildung und Daten zur Allgemeinanamnese, wie z. B. Mundgesundheitsverhalten, Rauchen, Allgemeinerkrankungen in sich vereinigen. Obwohl sich die epidemiologische Datenbasis in den letzten Jahren verbessert hat, erlaubt sie nur in begrenztem Umfang valide Aussagen zu Unter-, Über bzw. Fehlversorgung [197]. Deshalb sind Studien mit Versorgungsforschungsansatz („Dental Public Health") vermehrt notwendig, um bestehende Strategien der Prävention zu begleiten und zu deren Weiterentwicklung und Effektivität beizutragen [14].

Für eine weitere zukünftige Verbesserung der Mundgesundheit in Deutschland ist es wichtig, dass der Weg von der kurativen hin zur präventiven ganzheitlichen Zahnheilkunde noch konsequenter beschritten wird. Ein ganz elementarer Aspekt ist dabei, dass die Patienten noch stärker von ihrer Mit- bzw. Eigenverantwortung und einem ganzheitlichen Gesundheitsbewusstsein überzeugt werden müssen [14]. Denn Mundgesundheit bezieht sich nicht nur allein auf die Zähne, sondern betrifft auch den Körper in seiner Gesamtheit. Sie hängt erheblich vom Gesundheitsbewusstsein des Einzelnen ab.

In dem aktuellen Gutachten des Sachverständigenrates zur Begutachtung der Entwicklung im Gesundheitswesen heißt es : „Interventionen sind nach den vorliegenden Erfahrungen desto erfolgreicher, je mehr es gelingt, die jeweiligen Lebenswelten [...] der Zielgruppen, d. h. die gesundheits- und verhaltensrelevanten Kontexte in Richtung auf Gesundheitsförderlichkeit zu verändern" [197]

6. Literaturverzeichnis

1. Sheiham, A. and Spencer, J., *Health needs assessment* Community Oral Health Oxford, 1997(10): p. 39-54.
2. Chen, M., Harmon, P., and Andersen, R., *Oral quality of life: Comparing oral health care systems. A second International Collaborative Study.* 1997, World Health Organization: Geneva. p. 187-96.
3. Michealis, W. and Schiffner, U., *Vierte Deutsche Mundgesundheitsstudie (DMS IV)*, 2005. 2006: Deutscher Zahnärzte Verlag, Band 31.
4. Schwartz, F.W., et al., *Kapitel 3: Gesundheit und Krankheit in der Bevölkerung*, in *Das Public Health Buch. Gesundheit und Gesundheitswesen.* 2003, Urban & Fischer: Jena. p. 23-59.
5. WHO, *Formulating strategies for health for all by the year 2000: Guiding principles and essential isusses* 1979, World Health Organisation: Geneva.
6. WHO, *Health for All: Origins and Mandate* 1998, World Health Organisation: Geneva.
7. Hobdell, M., et al., *Global goals for oral health 2020.* Int Dent J, 2003. **53**(5): p. 285-288.
8. Ziller, S., et al., *Goals for oral health in Germany 2020.* International Dental Journal 2006. **56**(1): p. 29-32.
9. Robert-Koch-Institut. *Was essen unsere Kinder?* 2008 [cited; Available from: http://www.rki.de/cln_048/nn_205770/DE/Content/GBE/Erhebungen/Gesundheitsurveys/Eskimo/eskimo__inhalt.html?__nnn=true.
10. Brauckhoff, G., et al., *"Mundsgesundheit"*, in *Gesundheitsberichterstattung des Bundes-Heft 47*, A.C. Saß T. Ziese, Editors. 2009, Robert-Koch-Institut: Berlin. p. 1-52.
11. Schreiber, A., *Kapitel 25.8: Erkrankungen des Kauorgans*, in *Das Public Health Buch. Gesundheit und Gesundheitswesen.2. völlig neu bearbeitete und erweiterte Auflage*, F.W. Schwartz, et al., Editors. 2003, Urban&Fischer: München-Jena.
12. Fischer, G.C., et al., *Gutachten 2000/2001:Bedarfsgerechtigkeit und Wirtschaftlichkeit. Band III Über-, Unter- und Fehlversorgung.* 2001, SACHVERSTÄNDIGENRAT für die Konzertierte Aktion im Gesundheitswesen: Bonn. p. 1-232.
13. Schwartz, F.W., *Kapitel 1: Public Health-Zugang zu Gesundheit und Krankheit der Bevölkerung, Analysen für effektive und effiziente Lösungsansätze* in *Das Public Health Buch. Gesundheit und Gesundheitswesen.* 2003, Urban & Fischer: Jena p. 3-6.
14. Ziller, S. and Oesterreich, D., *Dental Public Health in Deutschland.* Präv Gesundheitsf 2007, 2007. **1**: p. 31-38.
15. Pieper, K., *Epidemiologische Begleituntersuchungen zur Gruppenprophylaxe 2004, Gutachten.* 2005, Bonn: Deutsche Arbeitsgemeinschaft für Jugendzahnpflege,.
16. Pieper, K., *Dokumentation der Maßnahmen in der Gruppenprophylaxe-Jahresauswertung Schuljahr 2004/2005.* 2005, Bonn: Deutsche Arbeitsgemeinschaft für Jugendzahnpflege
17. Pieper, K., *Mundgesundheit bei Kindern und Jugendlichen weiter auf Erfolgskurs - erreichte Ziele und zukünftige Schwerpunkte,*, in *Deutsche Arbeitsgemeinschaft für Jugendzahnpflege.* 2004: Bonn.
18. Pieper, K., *Aus den Ergebnissen der DAJ-Studie 2000 für das Bundesland Mecklenburg-Vorpommern.* 2000, Deutsche Arbeitsgemeinschaft für Jugendzahnpflege e. V.: Bonn.
19. Momeni, A., Pieper, K., and Stoll, R., *Rückgang der Kariesprävalenz bei 6- bis 7-Jährigen in Hessen in den Jahren 1994 bis 2000.* Oralprophylaxe, 2002. **24**: p. 99-102.
20. Momeni, A., et al., *Kariesprävalenz und Behandlungsbedarf bei 15-Jährigen in Deutschland im Jahr 2004.* Deutsche Zahnärztliche Zeitschrift 2007. **62**.

21. Schenk, L. and Knopf, H., *Mundgesundheitsverhalten von Kindern und Jugendlichen in Deutschland-Erste Ergebnisse aus dem Kinder -und Jugendgesundheitssurvey (KiGGS)* Bundesgesundheitsbl-Gesundheitsforsch-Gesundheitsschutz 2007. **50**: p. 653-658.
22. Micheelis, W. and Bauch, J., *Mundgesundheitszustand und -verhalten in der Bundesrepublik Deutschland- Ergebnisse des nationalen Survey 1989.* Vol. 11.1. 1991, Köln: Deutscher Ärzte-Verlag
23. Micheelis, W. and Bauch, J., *Mundgesundheitszustand und -verhalten in Ostdeutschland - Ergebnisse des IDZ-Ergänzungssurvey 1992.* 1993, Köln: Deutscher Ärzte-Verlag, .
24. Micheelis, W. and Reich, E., *Dritte Deutsche Mundgesundheitsstudie (DMS III), 1997.* Vol. 21. 1999, Köln: Deutscher Ärzte-Verlag
25. Micheelis, W. and Schiffner, U., *Vierte Deutsche Mundgesundheitsstudie (DMS IV) 2005.* Vol. 31. 2006, Köln: Deutscher Zahnärzte-Verlag.
26. Micheelis, W. and Reich, E., *Zusammenfassung der Dritten Deutschen Mundgesundheitsstudie (DMS III)*, in *Dritte Deutsche Mundgesundheitsstudie (DMS III)*. 1997, Institut der Deutschen Zahnärzte p. 21-31.
27. Micheelis, W. and Schiffner, U., *DMS IV: Das Großprojekt der Zahnärzte* Zahnarztl Mitt., 2006. **22**: p. 46-53.
28. Micheelis, W., *Zusammenfassung der Vierten Deutschen Mundgesundheitsstudie (DMS IV)*, in *Vierte Deutsche Mundgesundheitsstudie (DMS IV)*, W. Micheelis and U. Schiffner, Editors. 2006, Deutscher Zahnärzte Verlag: Köln. p. 17-21.
29. Micheelis, W. and Bauch, J., *Oral health of representative samples of Germans examined in 1989 and 1992.* Community Dent Oral Epidemiol, 1996. **24**: p. 62-7.
30. Bessel, F., *Study of Health in Pomerania – Prävalenz von Mundschleimhautveränderungen einer städtisch- ländlichen Bevölkerung.* 2005, Dissertation an der Ernst-Moritz-Arndt Universität: Greifswald. p. 1-95.
31. Gesch, D., et al., *Association of malocclusion and functional occlusion with signs of temporomandibular disorders in adults: results of the population-based Study of Health in Pomerania.* Angle Orthodontist, 2004. **74**(4): p. 512-520.
32. Gesch, D., et al., *Malocclusion and functional occlusion with subjective symptoms of TMD in adults: Results of the Population-Based Study in Pomerania (SHIP)* Angle Orthodontist, 2005. **75**(2): p. 179-186.
33. Hensel, E., et al., *Prevalence of defined symptoms of malocclusion among probands enrolled in the Study of Health in Pomerania (SHIP) in the age group from 20 to 49 years.* J Orofac Orthop, 2003 **64**(3): p. 157-66.
34. Hensel, E., et al., *Study of Health in Pomerania (SHIP): A health survey in an East German region. Objectives and design of the oral health section.* Quintessence Int., 2003. **34**: p. 370-378.
35. John, U., et al., *Study of Health in Pomerania (SHIP): A health examination survey in an east German region: objectives and design.* Soz.-Präventivmed. , 2001. **46**: p. 186-194.
36. Kocher, T., et al., *Risk determinants of periodontal disease-an analysis of the Study of Health in Pomerania (SHIP 0).* J Clin Periodontol, 2005. **32**(1): p. 59-67.
37. Mack, F., et al., *Prosthodontic status among old adults in Pomerania, related to income, education level, and general health (results of SHIP).* Int J Prosthodont, 2003. **16**(3): p. 313-318.
38. Meisel, P., Kohlmann, T., and Kocher, T., *Association of height with inflammation and periodontitis: the Study of Health in Pomerania.* J Clin Periodontol, 2007. **34**: p. 390-396.
39. Meisel, P., et al., *Calcium antagonists and deep gingival pockets in the population-based SHIP study.* Journal of Clinical Pharmacology, 2005. **60**(5): p. 552-559.

40. Meisel, P., et al., *The Interleukin-1 Polymorphism, Smoking, and the risk of periodontal disease in the population-based SHIP Study.* J Dent Res, 2003. **82**(3): p. 189-193.
41. Mundt, T., et al., *Gender differences in associations between occlusal support and signs of temporomandibular disorders: results of population-based Study of Health in Pomerania (SHIP 0).* Int J Prostodont, 2005. **18**(3): p. 232-239.
42. Mundt, T., et al., *Risk indicators for missing teeth in working-age Pomeranians -- an evaluation of high-risk populations.* J Public Health Dent 2007. **67**(4): p. 243-249.
43. Schwahn, C., et al., *Periodontal disease, but not edentulism, is independently associated with increased plasma fibrinogen levels. Results from a population-based study.* Thromb Haemost, 2004. **92**(2): p. 244-52.
44. Splieth, C., et al., *Prevalence and Distribution of Root Caries in Pomerania, North-East Germany.* Caries Res, 2004. **38**: p. 333-340.
45. Splieth, C., et al., *Caries Prevalence in an Adult Population: Result of the Study of Health in Pomerania, Germany (SHIP).* Oral Health Prev Dent, 2003. **1**(2): p. 149-155.
46. Völzke, H., et al., *Gender differences in the relation between number of teeth and systolic blood pressure.* Journal of Hypertension, 2006. **24**: p. 1257-1263.
47. Weihrauch, W., *Entwicklung eines epidemiologischen Modells zur Identifizierung von Faktoren für Zahnverlust – Ergebnisse der Study of Health in Pomerania (SHIP)*, in *Aus der Poliklinik für Zahnärztliche Prothetik und Werkstoffkunde*. 2002, Ernst-Moritz-Arndt-Universität: Greifswald. p. 1-98.
48. Petersen, P.E., *The World Oral Health Report 2003.* 2003, World Health Organisation (WHO): Geneva.
49. Splieth, C., Heyduck, C., and König, K.G., *Gruppenprophylaxe nach dem Caries Decline.*, in *Oralprophylaxe und Kinderzahnheilkunde*. 2006: Köln. p. 60-64.
50. Fleßa, S. and Splieth, C., *Modellierung der Lebenszeitkosten der Karies unter Fluoridprophylaxe.* Gesundh ökon. Qual manag, 2007. **12**: p. 170-178.
51. Ziller, S., et al., *Kostenexplosion durch Prävention?-Orale Gesundheitsgewinne im Alter und versorgungspolitische Konsequenzen.* Vol. 26. 2002, Köln: Institut der Deutschen Zahnärzte.
52. Bastendorf, K.D., *Erfolge der Prophylaxepraxis im Licht der DMS-IV-Ergebnisse.* Der Freie Zahnarzt, 2008. **12**: p. 50-56.
53. Micheelis, W., et al., *Zur epidemiologischen Einschätzung der Parodontitislast in Deutschland-Versuch einer Bilanzierung.* Deutsche Zahnärztliche Zeitschrift., 2008. **63**(7): p. 464-472.
54. Brauckhoff, G., et al., *Poster 10: "Einschätzung der aktuellen Parodontitisprävalenz in Deutschland anhand von DMS III/IV."* Parodontologie, 2008. **19**(3): p. 317-359.
55. Wolf, B.H., et al., *Multivariate analysis of oral hygiene data from a representative sample.* J Clin Periodontol 2001. **28**: p. 891-894.
56. Gjermo, P.E., *Impact of periodontal preventive programmes on the data from epidemiologic studies.* J Clin Periodontol, 2005. **32**(Suppl. 6): p. 294-300.
57. Müller, F., Naharro, M., and Carlsson, E.G., *What are the prevalence and incidence of tooth loss in the adult and elderly population in Europe?* Clin Oral Impl Res, 2007. **18**: p. 2-14.
58. Schwartz, F.W. and Walter, U., *Kapitel 9: Altsein-Kranksein?*, in *Das Public Health Buch. Gesundheit und Gesundheitswesen*. 2003, Urban & Fischer Jena. p. 163-180.
59. Fries, J.F., *Aging, natural death, and the compression of morbidity.* Milbank Quarterly, 1983. **61**: p. 397-419.
60. Reich, E. and Hiller, K.A., *Reasons for tooth extraction in the western states of Germany.* Community Dent Oral Epidemiol, 1993. **21**: p. 379-83.

61. Glockmann, E., Köhler, J., and Vollandt, R., *Gründe für Zahnverlust in den neuen Bundesländern - Eine epidemiologische Feldstudie im Jahre 1994/95*, in *IDZ-Information* 1999: Köln. p. 1-15.
62. Cahen, P.M., Frank, R.M., and Turlot, J.C., *A survey of the reasons for dental extractions in France.* J Dent Res, 1985. **64**(8): p. 1087-1093.
63. Aida, J., et al., *Reasons for permanent tooth extractions in Japan.* J Epidemiol., 2006. **16**(5): p. 214-9.
64. Morita, M., et al., *Reasons for extraction of permanent teeth in Japan.* Community Dent Oral Epidemiol., 1994. **22**: p. 303-6.
65. Roediger, J., *Risikoindikatoren für Zahnverlust-Analyse repräsentativer Mundgesundheitsdaten* in *Medizinische Fakultät Carl Gustav Carus*. 2000, Technische Universität Dresden p. 107.
66. Walter, M., et al., *Bevölkerungsrepräsentative Studie zum zahnärztlich-prothetischen Versorgungsgrad und Behandlungsbedarf.* 1998, Köln: Röderer Verlag. 117.
67. Schröder, E., *Bedarfsermittlung für prothetische Leistungen in der Zahnheilkunde bis zum Jahr 2020.* 2001, Deutsche Gesellschaft für Prothetik und Werkstoffkunde: München. p. 1-103.
68. Walter, M., *Zahnverlust-Zahnersatz.* Zahnmedizin up2date (Thieme-Verlag), 2007. **1**(1): p. 41-60.
69. Bravo, G. and Boivin, J.F., *Kapitel 4.6. Meta-Analyse in der Epidemiologie* in *Epidemiologische Arbeitsmethoden* L. Heinemann and H. Sinnecker, Editors. 1994, Gustav Fischer Verlag: Jena-Stuttgart. p. 157.
70. Mack, F., et al., *Study of Health in Pomerania (SHIP): Relationship among socioeconomic and general health factors and dental status among elderly adults in Pomerania.* . Quintessence Int 2003. **34**: p. 772–778.
71. Mack, F., et al., *Prevalence of single-tooth gaps in a population-based study and the potential for dental implants – data from the Study of Health in Pomerania (SHIP-0).* Journal of Cranio-Maxillofacial Surgery, 2006. **34**(S2): p. 82–85.
72. WHO, *Oral health global indicator for 2000.* 1984, World Health Organisation: Geneva.
73. Bratthall, D., *Introducing the Significant Caries Index together with a proposal for a new global oral health goal for 12 years olds.* Int Dent J, 2000. **50** p. 378-384.
74. Ainamo, J., et al., *Development of the World Health Organisation (WHO) Community Periodontal Index of Treatment Needs (CPITN).* Int Dent J, 1982. **32**: p. 281-291.
75. Katz, R.V., *Development of an index for the prevalence of root caries.* J Dens Res, 1984. **63**(special issue): p. 814-819.
76. Micheelis, W. and Müller, P.J., *Dringliche Mundgesundheitsprobleme der Bevölkerung in der Bundesrepublik Deutschland-Ergebnisse des nationalen IDZ-Survey 1989.* 1990, Köln: Institut der Deutschen Zahnärzte.
77. *Forschungsverbund Community Medicine-Ship-Studienbeschreibung.* 2008 [cited; Available from: http://www.medizin.uni-greifswald.de/cm/fv/ship/stud_desc_de.html.
78. *Bevölkerung 2007* [cited 01.2008]; Available from: http://www.destatis.de/jetspeed/portal/cms/Sites/destatis/Internet/DE/Navigation/Statistiken/Bevoelkerung/Bevoelkerung.psml.
79. Forschungsverbundes-Community-Medicine-der-Universität-Greifswald, *Study of Health in Pomerania (SHIP-0) (1997-2001). Unveröffentlichtes Material.* 2007.
80. Forschungsverbundes-Community-Medicine-der-Universität-Greifswald, *Study of Health in Pomerania (SHIP-1) (2002-2006). Unveröffentlichtes Material.* 2007.
81. Stark, K. and Guggenmoos-Holzmann, I., *Kapitel 18: Wissenschaftliche Ergebnisse deuten und nutzen.*, in *Das Public Health Buch-Gesundheit und Gesundheitswesen* F.W. Schwartz, Editor. 2003, Urban&Fischer: München-Jena. p. 393-417

82. Murphy, E., *The logic of medicine*. 1976, Baltimo: Johns Hopkins University Press.
83. Scheidt-Nave, C., *Skript zum Seminar: Einführung in die Epidemiologie für Mediziner.* 2008.
84. Brookhart, M.A., et al., *Adherence to Lipid-lowering therapy and the Use of Preventive Health Services: An Investigation of the Healthy User Effect*. American Journal of Epidemiology, 2007. **166**(3): p. 348-354.
85. Thomsen, R.W., *The lesser known effects of statins: Benefits on infectious outcomes may be explained by "healthy user" effect*. BMJ, 2006. **333**: p. 980-981.
86. Adair, J.G., *The Hawthorne effect: A reconsideration of the methodological artifact*. Journal of Applied Psychology, 1984. **69**(2): p. 334-345.
87. Lademann, J. and Kolip, P., *Gesundheit von Frauen und Männern im mittleren Lebensalter*. 2005, Robert-Koch-Institut: Berlin. p. 1-110.
88. Latza, U., et al., *Zum Problem der Response in epidemiologischen Studien in Deutschland (Teil I)* Gesundheitswesen, 2004. **66**(5): p. 326-336.
89. Hoffmann, W., et al., *Zu Problemen der Response in epidemiologischen Studien in Deutschland (Teil II)*. Gesundheitswesen, 2004. **66** (8-9).
90. *Forschungsverbund Community Medicine-Ship-Studienbeschreibung* 2008, Universität Greifswald.
91. WHO, *Oral Health Surveys: Basic methods. 4th*. 1997, World Health Organisation.
92. Beck, J.D., Lawrence, H.P., and Koch, G.G., *A method for adjusting caries increments for reversals due to examiner misclassification*. Community Dent Oral Epidemiol, 1995. **23**(6): p. 321-30.
93. Beck, J.D., Lawrence, H.P., and Koch, G.G., *Analytic approaches to longitudinal caries data in adults*. Community Dent Oral Epidemiol, 1997. **25**(1): p. 42-51.
94. Clarkson, J.E., et al., *The relationship between restorative treatment provided and a one year increment of the F component in the DMF index*. Community Dent Oral Epidemiol, 1996. **24**: p. 332-5.
95. Lawrence, H.P., et al., *Adjustment of the M-component of the DMFS index for prevalence studies of older adults*. Community Dent Oral Epidemiol, 1996. **24**(5): p. 322-31.
96. Doyle, J. and Horowitz, H.S., *Influence of Extracted Teeth on DMF Surface Increments in Clinical Trials of Caries Preventives*. J Dent Res, 1970. **49**(6): p. 1417-1422.
97. Gülzow, H. and Maeglin, B., *Über die symmetrische Verteilung der Zahnkaries und deren Bedeutung für kariesstatistische Untersuchungen*. Schweiz Monatsschr Zahnheilkd, 1964. **74**: p. 315-326.
98. Micheelis, W., et al., *Zur epidemiologischen Einschätzung der Parodontitislast in Deutschland-Versuch einer Bilanzierung* 2007: Köln, Dresden, Greifswald und München p. 1-17.
99. Baelum, V. and Papapanou, P.N., *CPITN and the epidemiology of periodontal disease*. Community Dent Oral Epidemiol 1996. **24**: p. 367-8.
100. Brauckhoff, G., et al., *Posterbeitrag 10: "Einschätzung der aktuellen Parodontitisprävalenz in Deutschland anhand von DMS III/IV."* in *Jahrestagung der DGP: "Orale Medizin-die Mundhöhle ein Spiegel der Allgemeingesundheit."* 2008, Deutsche Gesellschaft für Parodontologie: Nürnberg.
101. Gätke, D., et al., *Poster 33: "Vergleich der Parodontalsonden PCP11, PCP2 und PCPUNC15 durch eine in-vivo-Studie."* Parodontologie, 2008. **19**(3): p. 317-359.
102. Eisenmenger, M., et al., *Bevölkerung Deutschlands bis 2050 – 11. koordinierte Bevölkerungsvorausberechnung*. 2006, Statistisches Bundesamt: Wiesbaden. p. 1-72.
103. Kruse, A., et al., *Gesundheitsberichterstattung des Bundes: Gesundheit im Alter*. 2002, Robert Koch-Institut Berlin. p. 1-16.
104. *Arbeitsmarkt-Registrierte Arbeitslose, Arbeitslosenquote* 2008, Statistisches Bundesamt.

105. *Bundesagentur für Arbeit-Unterteilung nach Bundesländer-Mecklenburg-Vorpommern.* 2008, Bundesagentur für Arbeit.
106. Grobe, T.G. and Schwartz, F.W., *Gesundheitsberichterstattung des Bundes: Arbeitslosigkeit und Gesundheit* 2003 Robert Koch-Institut: Berlin. p. 1-14.
107. Beske, F., Drabinski, T., and Zöllner, H., *Das Gesundheitswesen in Deutschland im internationalen Vergleich.* 2004, Fritz Beske Institut für Gesundheits-System-Forschung: Kiel.
108. Kern, A.O. and Kupsch, S.D., *Internationale Vergleiche von Gesundheitssystemen und die Neubestimmung des Leistungskatalogs in der gesetzlichen Krankenversicherung. Was bringt ein Blick über die Grenzen?*, Universität Augsburg-Wirtschaftswissenschaftliche Fakultät: Augsburg. p. 1-23.
109. Bundeszahnärztekammer, *KZBV Jahrbuch 2005.* 2005, Kassenzahnärztliche Bundesvereinigung (KZBV): Köln.
110. Brecht, J.G., et al. *Prognose der Zahnärztezahl und des Bedarfes an zahnärztlicher Leistung bis zum Jahr 2020.* Vol. 29. 2004, Köln: IDZ Materialienreihe Band 29, Deutscher Zahnärzte Verlag.
111. Brecht, J.B., Meyer, V.P., and Micheelis, W., *Prognose der Zahnärztezahl und des Bedarfs an zahnärztlichen Leistungen bis zum Jahr 2030 - Überprüfung und Erweiterung des Prognosemodells PROG20-.* 2009, IDZ-Informationsdienst des Instituts der deutschen Zahnärzte: Köln. p. 1-32.
112. Bundeszahnärztekammer, *KZBV Jahrbuch 2006.* 2006, Kassenzahnärztliche Bundesvereinigung (KZBV): Köln.
113. PKV, *Die private Krankenversicherung: Zahlenbericht 1997/98.* 1998, Verband der privaten Krankenversicherung e. V.: Köln.
114. PKV, *Die private Krankenversicherung: Zahlenbericht 1998/99.* 1999, Verband der privaten Krankenversicherung e.V.: Köln.
115. PKV, *Die private Krankenversicherung: Zahlenbericht 2000/2001.* 2001, Verband der privaten Krankenversicherung e.V.: Köln.
116. PKV, *Die private Krankenversicherung: Zahlenbericht 2002/2003.* 2003, Verband der privaten Krankenversicherung e.V.: Köln.
117. PKV, *Die private Krankenversicherung: Zahlenbericht 2003/2004* 2004, Verband der privaten Krankenversicherung e.V.: Köln.
118. PKV, *Die private Krankenversicherung: Zahlenbericht 2005/2006.* 2006, Verband der privaten Krankenversicherung: Köln.
119. BMGS, *Endgültige Rechnungsergebnisse der gesetzlichen Krankenversicherung nach der Statistik KV 45 1.-4.Quartal 2002 (1.Halbjahr).* 2003, Bundesministerium für Gesundheit und für Soziale Sicherung: Bonn.
120. BMGS, *Endgültige Rechnungsergebnisse der gesetzlichen Krankenversicherung nach der Statistik KJ 1 - 2004.* 2005, Bundesministerium für Gesundheit und Soziale Sicherung: Bonn
121. BMG, *Endgültige Rechnungsergebnisse der gesetzlichen Krankenversicherung nach der Statistik KJ 1 - 2005.* 2006, Bundesministerium für Gesundheit: Bonn.
122. BMG, *Endgültige Rechnungsergebnisse der gesetzlichen Krankenversicherung nach der Statistik KV 45 1. Quartal 2007.* 2007, Bundesministerium für Gesundheit: Bonn.
123. *Bevölkerung* 2007, Statistisches Bundesamt Deutschland.
124. Marthaler, T., *Cariostatic efficacy of the combined use of fluorides.* J Dens Res, 1990. **69**: p. 797-823.
125. Schmelzer, J.R., *Zahnmedizinische Prävention für Kinder und Jugendliche; Einschätzung der Effektivität von Individualprophylaxeprogrammen zur Verbesserung der Mundgesundheit*, in *Dissertation.* 2000: Universität Bielefeld.

126. Schilke, R., et al., *Das Nursing-Bottle-Syndrom Eine Herausforderung für den Kinderarzt.* Monatsschrift Kinderheilkunde, 1997. **145**(7): p. 693-698.
127. Stürzenbaum, N., Butz, C.L., and Heinrich-Weltzien, R., *Sanierung von Kleinkindern mit frühkindlicher Karies (Early Childhood Caries) in Allgemeinanästhesie.* Oralprophylaxe & Kinderzahnheilkunde, Deutscher Ärzte-Verlag, Köln, 2006. **28**: p. 155-160.
128. Pieper, K. and Schulte, A.G., *The decline in dental caries among 12-year-old children in Germany between 1994 and 2000.* Community Dental Health 2004. **21**(3): p. 199-206.
129. Haugejorden, O. and Birkeland, J.M., *Evidence for reversal of the caries decline among Norwegian children* Int. J. Paediatr. Dent., 2002. **12**: p. 305-15.
130. Stecksen-Blicks, C., Sunnegardh, K., and Borssen, E., *Caries experience and background factors in 4-years-old children: time trends 1967-2002* Caries Res, 2004. **38**: p. 149-55.
131. Ferchland, R., *Soziale und sozialräumliche Ungleichheit in Berlin - statistische Befunde 2003.* 2004, Kommunalpolitisches Forum e.V.: Berlin.
132. Van Steenkiste, M., et al., *Prevalence of caries, fissure sealants and filling materials among German children and children of migrants.* 2004, Gesundheitsamt des Landratsamtes Rems-Murr-Kreis: Waiblingen. p. 754-8.
133. Kühnisch, J., Heinrich-Weltzien, R., and Senkel, H., *Oral health and use of dental care by 8-years-old immigrants and German students of the Ennepe-Ruhr district.* Gesundheitswesen 1998. **60**(8-9): p. 500-4.
134. Kühnisch, J., Senkel, H., and Heinrich-Weltzien, R., *Comparative study on the dental health of German and immigrant 8-to 10 years olds in the Westphalian Ennepe-Ruhr district.* Gesundheitswesen, 2003. **65**(2): p. 96-101.
135. Bissar, A., et al., *Dental health, received care, and treatment needs in 11- to 13-year-old children with immigrant background in Heidelberg* Int J Paediatr Dent, 2007. **17**(5): p. 364-70.
136. WHO. *Global Oral Data Bank* 2006 [cited (Stand: 25.08.2008)]; Available from: http://www.who.int/infobase/report.aspx?rid=116&dm=6.
137. Naujoks, R. and Hüllebrand, G., *Mundgesundheit in der Bundesrepublik-Studie A5 (1983) des Arbeitskreises "Epidemiologie" der Deutschen Gesellschaft für Zahn-,Mund- und Kieferheilkunde* Zahnärztl Mitt., 1985. **75**(5): p. 417-419.
138. Beck, D.J. and Ludwig, T.G., *Sex differences in dental disease in Polynesian peoples.* N Z Dent J, 1966. **62**: p. 279–290.
139. Ndouma, M.M., Hinze, L., and Robra, B.P., *Mundgesundheit bei Frauen-Ein klinischer und epidemiologischer Problemaufriss.* 1999, Institut der Deutschen Zahnärzte: Köln.
140. Sgan-Cohen, H.D., et al., *Trends in caries and associated variables among young Israeli adults over 5 decades.* Community Dent Oral Epidemiol, 2000. **28**: p. 234–240.
141. Dye, B.A., et al., *Trends in oral health status: United States, 1988–1994 and 1999–2004.* 2007, National Center for Health Statistics. Vital Health Stat.
142. Inoue, H., et al., *Gender difference in unstimulated whole saliva flow rate and salivary gland sizes.* Archives of Oral Biology, 2006. **51**: p. 1055—1060.
143. Lukacs, J.R. and Largaespada, L.L., *Explaining Sex Differences in Dental Caries Prevalence: Saliva, Hormones, and ''Life-History'' Etiologies.* American Journal of Human Biology, 2006. **18**: p. 540–555.
144. Flink, H., *Studies on the prevalence of reduced salivary flow rate in relation to general health and dental caries, and effect of iron supplementation.* Swed Dent J Suppl. , 2007. **192**: p. 3-50.
145. Flink, H., *Studies on the prevalence of reduced salivary flow rate in relation to general health and dental caries, and effect of iron supplementation.*, in *Departements of*

Cariology and Endodontology, Institute of Odontology, Karolinska Institute, Centre for Clinical Research. 2007, Uppsala, Västeras, Schweden: Stockholm. p. 1-58.

146. Hellwig, E., Klimek, J., and Attin, T., *Einführung in die Zahnerhaltung-Ätiologie, Histologie und Epidemiologie der Karies und anderer Zahnhartsubstanzdefekte.* Vol. 2. Auflage. 1999, München-Jena: Urban&Fischer.
147. Dörr, W., et al., *Folgen der Strahlentherapie in der Mundhöhle* Zahnmedizin up2date-Thieme, 2008. **6**: p. 543-569.
148. Carsons, S. and Harris, E.K., *The New Sjogren's Syndrome Handbook.* 1998: Oxford Univ. Press.
149. Galan, D. and Lynch, E., *Epidemiology of root caries.* Gerodontology, 1993. **10**(2): p. 59-71.
150. Lampert, T. and Burger, M., *Rauchgewohnheiten in Deutschland – Ergebnisse des telefonischen Bundes-Gesundheitssurveys 2003.* Das Gesundheitswesen, 2004. **66**: p. 511-517.
151. Rihs, L.B., Sousa, L., and Wada, R.S., *Dental root surface caries prevalence among adults and senior citizens in southeast São Paulo State, Brazil.* Cad Saude Publica, 2005. **21**(1): p. 311-6.
152. Fejerskov, O., Baelum, V., and Ostergaard, E.S., *Root caries in Scandinavia in the 1980's and future trends to be expected in dental caries experience in adults.* Adv Dent Res., 1993. **7**(1): p 4-14.
153. Papas, A., Joshi, A., and Giunta, J., *Prevalence and intraoral distribution of coronal and root caries in middle-aged and older adults.* . Caries Res, 1992. **26**: p. 459–465.
154. Närhi, T.O., et al., *Salivary Findings, Daily Medication and Root Caries in the Old Elderly.* Caries Res. 1998. **32**: p. 5–9.
155. Armitage, G.C., *Development of a classification system for periodontal diesease and conditions.* Ann Periodontol., 1999. **4**: p. 1-6.
156. Page, R.C. and Eke. P.I., *Case definitions for use in population-base surveillance of periodontitis* J Periodontol, 2007. **78**: p. 1387-1399.
157. Meisinger, C., et al., *Regional disparities of hypertension prevalence and management within Germany.* Journal of Hypertension, 2006. **24**: p. 293-299.
158. Mengel, R., et al., *Periodontal health of the population in eastern Germany (former GDR).* J Clin Periodontol, 1993. **20**: p. 752-755.
159. Grossi, S.G., et al., *Assessment of risk for periodontal disease. II. Risk indicators for alveolar bone loss.* Journal of Periodontology, 1995. **66**: p. 23-29.
160. Aromaa, A. and Koskinen, S., *Health and Functional Capacity in Finland-Baseline Results of the Health 2000-Health Examination Survey* 2004, KTL National Public Health Institute, Departement of Health and Functional Capacity in Finland: Helsinki. p. 1-175.
161. Bourgeois, D., Bouchard, P., and Mattout, C., *Epidemiology of periodontal status in dentate adults in France 2002-2003.* J Periodont Res 2007.
162. Bouchard, P., et al., *Risk Assessment for Severe Clinical Attachment Loss in an Adult Population.* J Periodontol, 2006. **77**: p. 479-489.
163. Hugoson, A., et al., *Oral health of individuals aged 3-80 years in Jönköping, Schweden during 30 years (1973-2003)* Swedish Dental Journal, 2005. **29**(4): p. 139-155.
164. Hugoson, A., et al., *Distribution of periodontal disease in a Swedish adult population 1973, 1983 and 1993* J Clin Periodontol, 1998. **25**: p. 542-548.
165. Borrell, L.N., Burt, B.A., and Taylor, G.W., *Prevalence and Trends in Periodontitis in the USA: from the NHANES III to the NHANES, 1988 to 2000.* J Dent Res, 2005. **84**(10): p. 924-930.
166. *Cigarette Smoking Among Adults- United States, 2002.* 2002 [cited 10.2007]; Available from: http://www.cdc.gov/mmwr/preview/mmwrhtml/mm5320a2.htm

167. Lampert, T., *Epidemiologie des Rauchens in Deutschland.* Public Health Forum 2007. **15**(1): p. 2-4
168. Schumacher, G.H., *Anatomie für Zahnmediziner: 6.6.4 Dentale Abrasionen.* 1997, Hüthig Verlag Heidelberg: Heidelberg. p. 1-948.
169. Hiidenkari, T., Parvinen, T., and Helenius, H., *Missing teeth and lost teeth of adults aged 30 years and over in south-western Finland* Community Dental Health 1996. **13**: p. 215-222.
170. Gilbert, G.H., et al., *Tooth-specific and person-level predictors of 24-month tooth loss among older adults.* Community Dent Oral Epidemiol, 1999. **27**: p. 372-85.
171. Zitzmann, N., Hagmann, E., and Weiger, R., *What is the prevalence of various types of prosthetic dental restorations in Europe* Clin. Oral Impl. Res., 2007. **18**: p. 20-33.
172. Österberg, T., Carlsson, G., and Sundh, V., *Trends and prognoses of dental status in the Swedish population: analysis ased on interviews in 1975 to 1997 by Statistics Sweden.* Acta Odontol Scand, 2000. **58**(4): p. 177-82.
173. Berge, T., *Public awareness, information sources and evaluation of oral implant treatment in Norway.* Clin Oral Implants Res 2000. **11**(5): p. 401-408.
174. Beck, J.D., *Risk revisited.* Community Dentistry, 1998. **26**: p. 220-225.
175. Schenk, L. and Knopf, H., *Mundgesundheitsverhalten von Kindern und Jugendlichen in Deutschland - Erste Ergebnisse aus dem Kinder -und Jugendgesundheitssurvey (KiGGS).* Bundesgesundheitsbl Gesundheitsforsch Gesundheitsschutz 2007. **50**: p. 653-658.
176. Rieger, C., et al., *Utilization of dental services-results of an oral hygiene study in Saxony.* Gesundheitswesen, 1999. **61**: p. 620-7.
177. Wanek, V., Novak, P., and Warkus, A., *1998 social epidemiological analysis of caries incidence and degree of dental restoration in young men* Gesundheitswesen, 2000. **62**(12): p. 646-53.
178. Lampert, T., et al., *Armut, soziale Ungleichheit und Gesundheit. Expertise des Robert Koch-Instituts zum 2. Armuts- und Reichtumsbericht der Bundesregierung. Beiträge zur Gesundheitsberichterstattung des Bundes.* 2005, Robert-Koch-Institut: Berlin.
179. Beck, D.J., et al., *Prevalence and risk indicator for periodontal attachment loss in a population of older community-dwelling blacks and whites.* Journal of Periodontology, 1990. **61**: p. 521-528.
180. Oliver, R., Brown, L., and Löe, H., *Variations in the prevalence of and extent of periodontitis.* Journal of the American Dental Association, 1991. **122**: p. 43-48.
181. Treasure, E., et al., *Factors associated with oral health: a multivariate analysis of result from the 1998 adult health survey* British Dental Journal 2001. **190**: p. 60-68.
182. Becker, R. and Nietfeld, M., *Arbeitslosigkeit und Bildungschancen von Kindern im Transformationsprozess.* Kölner Zeitschrift für Soziologie und Sozialpsychologie, 1999. **51**(1): p. 55-73
183. Klocke, A. and Lampert, T., *Gesundheitsberichterstattung des Bundes: Armut bei Kindern und Jugendlichen.* 2005, Robert Koch-Institut: Berlin.
184. Ziller, S., *13. bundesweiter Kongreß Armut und Gesundheit: Soziale Ungleichheit und Mundgesundheit.* 2007, Bundeszahnärztekammer: Berlin. p. 1-10.
185. Siegrist, J. and Möller-Leimkühler, A.M., *Gesellschaftliche Einflüsse auf die Gesundheit und Krankheit* in *Das Public Health Buch*, F.W. Schwartz, Editor. 1998, Urban&Fischer: München. p. 94-109.
186. Bergström, J. and Preber, H., *Tobacco use as a risk factor.* Journal of Periodontology, 1994. **65**: p. 545-550.
187. Hyman, J.J. and Reid, B.C., *Epidemiologic risk factors for periodontal attachment loss among adults in the United States.* Journal of Clinical Periodontology, 2003. **30**: p. 230-237.

188. Tomar, S.L. and Asma, S., *Smoking-attributable periodontitis in the United States: findings from NHANES III.* Journal of Periodontology, 2000. **71**: p. 743-751.
189. Hashim, R., Thomson, W.M., and Pack, A.R., *Smoking in adolescence as a predictor of early loss of periodontal attachment.* Community Dent Oral Epidemiol., 2001. **29**: p. 130-135.
190. Jansson, H., et al. *Type 2 diabetes and risk for periodontal disease: a role for dental health awareness.* J Clin Periodontol, 2006. **33**(6): p. 408-14.
191. Lalla, E., et al., *Periodontal changes in children and adolescents with diabetes.* Diabetes Care, 2006. **29**: p. 295-299.
192. Nishimura, F., et al., *Periodontal disease and diabetes mellitus: The role of Tumor Necrosis Factor-α in a 2-Way Relationship* J Periodontol 2003. **74**(1): p. 97-102.
193. Ship, J.A., *Diabetes and oral health.* JADA 2003. **134**.
194. Vecchia, C., et al., *Overweight and Obesity as Risk Indicators for Periodontitis in Adults.* J Periodontol, 2005. **76**(10): p. 1721-1728.
195. Sabbah, W., et al., *Social Gradients in Oral and General Health.* . J Dent Res, 2007. **86**(10): p. 992-6.
196. Beck, J.D. and Offenbacher, S., *Systemic effects of periodontitis: Epidemiology of periodontal disease and cardiovascular disease.* J Periodontol 2005. **76**: p. 2089-2100.
197. Fischer, G.C., et al., *Gutachten 2007: Kooperation und Verantwortung-Voraussetzungen einer zielorientierten Gesundheitsversorgung.* 2007, Sachverständigenrat zur Begutachtung der Entwicklung im Gesundheitswesen: Bonn. p. 1-911.
198. Bardehle, D., *Geschichte, Struktur und Kennziffern zur zahnärztlichen Versorgung in der ehemaligen DDR-eine kommentierte Zusammenstellung verfügbarer Daten von 1949 bis 1989.* 1994, Köln: Institut der Deutschen Zahnärzte
199. Borutta, A., et al., *Dringliche Mundgesundheitsprobleme der Bevölkerung im vereinten Deutschland.* 1991, Köln: Institut der Deutschen Zahnärzte
200. *Die private Krankenversicherung: Zahlenbericht 2001/2002.* 2002, Verband der privaten Krankenversicherung e.V.: Köln.

7. Anhang

I. Zusätzliche Grafiken und Tabellen

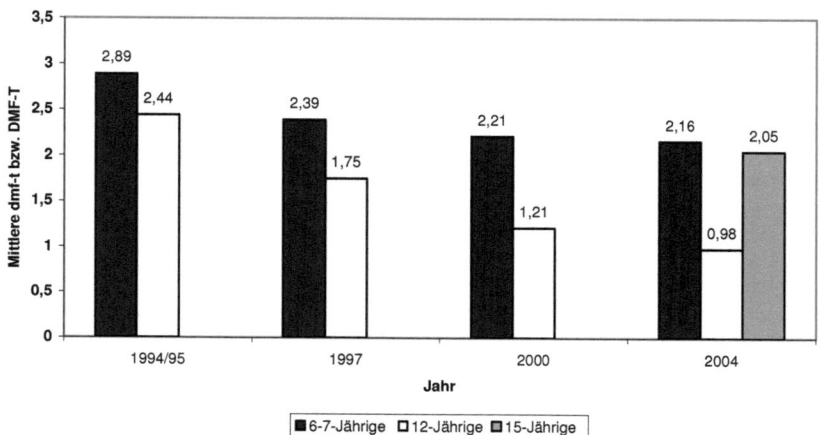

Abbildung 1: Kariesbefall (mittlerer dmf-t bzw. DMF-T) bei 6- bis 7-jährigen, 12- und 15-jährigen Schüler.
Quelle: DAJ Gutachten 2004 [15]

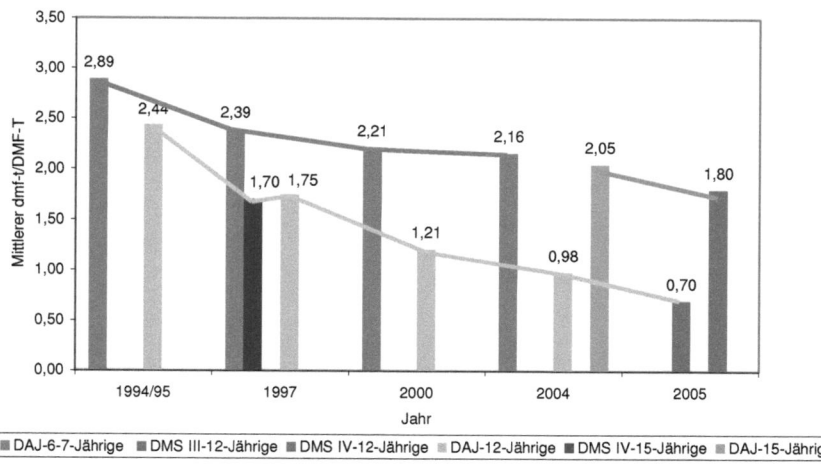

Abbildung 2: Kariesbefall (mittlerer dmf-t bzw. DMF-T) bei 6- bis 7-jährigen, 12- und 15-jährigen Schüler. Quelle: DAJ Gutachten 2004 [15] und DMS Publikationen [3, 24].

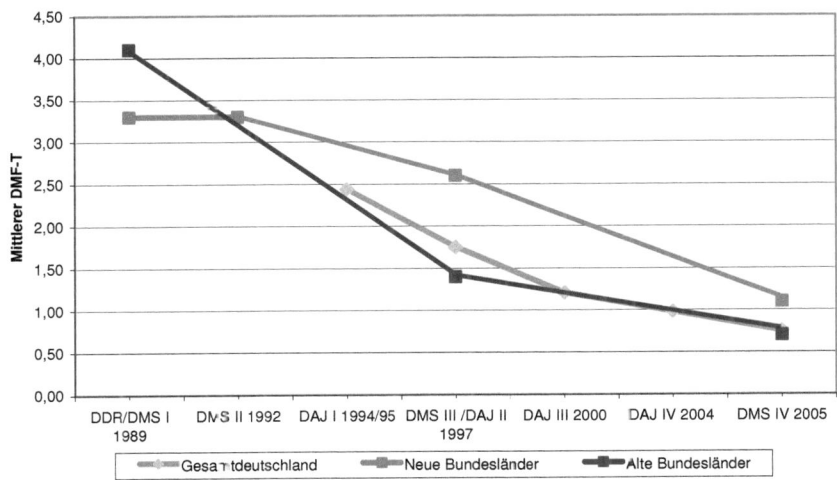

Abbildung 3: Ost-West-Vergleich des Kariesbefalles (mittlerer DMF-T) bei 12-Jährigen im Zeitraum 1989 bis 2005. Quelle: DAJ Gutachten 2004 [15] und DMS Publikationen [3, 24, 198, 199].

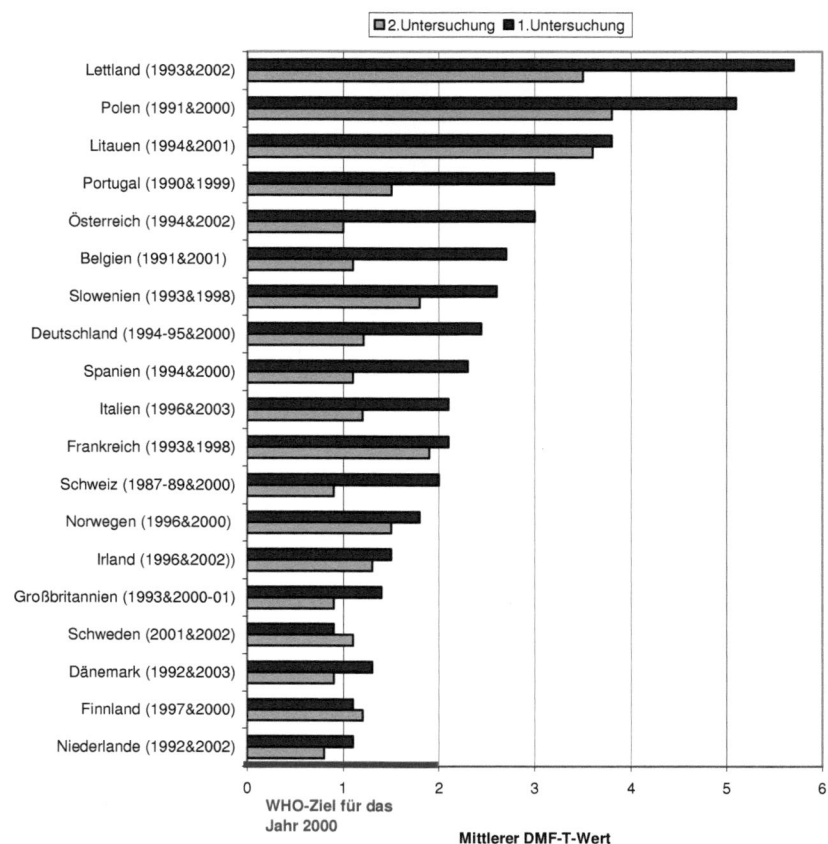

Abbildung 4: Kariesbefall (mittlerer DMF-T) bei 12-Jährigen in Europa. Quelle: DMS Publikationen [3, 24] und WHO Datenbank [136], eigene Darstellung.

Tabelle 1: Zusammenhang zwischen Risikofaktoren und oralen Kennwerten bei Kindern (12 Jahre) im Jahr 1997 und 2005. Quelle: DMS Publikationen [24, 25].

Jahr	Kariesfreie Gebisse in %		Mittlerer DMF-T		Mittlerer SiC
	1997	2005	1997	2005	2005
Gesamt	41,8	70,1	1,7	0,7	2,1
Nach Geschlecht					
weiblich	40,0	68,7	1,9	0,7	2,2
männlich	43,6	71,4	1,6	0,7	2,0
Nach Schulbildung der Eltern					
niedrig	44,8	68,0	1,6	0,8	2,5
mittel	34,3	67,3	2,0	0,7	2,3
hoch	50,1	75,4	1,4	0,5	1,5
Nach Mundhygiene					
gut	44,1	73,4	1,7	0,6	1,9
schlecht	41,0	67,7	1,7	0,8	2,3
Nach Inanspruchnahme					
kontrollorientiert	43,5	72,4	1,6	0,6	1,9
beschwerdeorientiert	40,7	63,1	1,9	1	2,9

Schulbildung niedrig: ≤8 Klassen, mittel: mittlere Reife, hoch: Fachhochschulreife, oder Abitur. Mundhygiene gut: mind. zweimal täglich zwei Minuten Zähneputzen (nach einer Mahlzeit bzw. vor dem Schlafgehen).

Tab. 2: Ausgaben der Gesetzlichen und Privaten Krankenversicherungen für Zahnmedizin im Vergleich zu den gesamten Leistungsausgaben. Quelle: Statistiken der KZBV [109], Zahlenberichte der PKV von 1997 bis 2005 [113-118, 200], und Rechnungsergebnisse der gesetzlichen Krankenkasse vom Bundesministerium für Gesundheit und Soziales [119-122].

	1997	1998	1999	2000	2001	2002	2003	2004	2005
GKV									
Zahnersatz	4,31	2,99	3,27	3,52	3,66	3,52	3,79	3,67	2,43
Zahnerhaltung	6,11	6,27	6,05	6,07	6,25	6,29	6,35	6,05	6,06
Kieferorthopädie	1,05	1,12	1,14	1,13	1,12	1,10	1,08	0,98	0,83
Sonstiges	0,45	0,46	0,51	0,51	0,56	0,58	0,60	0,57	0,60
Zahnmedizin, insgesamt	11,92	10,84	10,97	11,23	11,60	11,49	11,82	11,26	9,93
Leistungen, insgesamt	118,28	120,12	123,20	125,94	130,63	134,33	136,22	131,16	134,85
	1997	1998	1999	2000	2001	2002	2003	2004	2005
PKV									
Zahnersatz	0,93	0,90	0,89	0,94	1,07	1,13	1,16	1,26	1,32
Zahnerhaltung	0,71	0,75	0,80	0,79	0,84	0,85	0,85	0,89	0,94
Kieferorthopädie	0,10	0,10	0,10	0,12	0,12	0,13	0,13	0,15	0,17
Sonstiges	k. A.	k. A.	k. A.	k. A.	k. A.	k. A.	0,01	0,01	0,01
Zahnmedizin, insgesamt	1,74	1,75	1,79	1,85	2,03	2,10	2,16	2,32	2,44
Leistungen, insgesamt	11,55	12,01	12,58	13,14	13,93	14,72	15,29	16,02	16,75

k. A. = Keine Angaben vorhanden

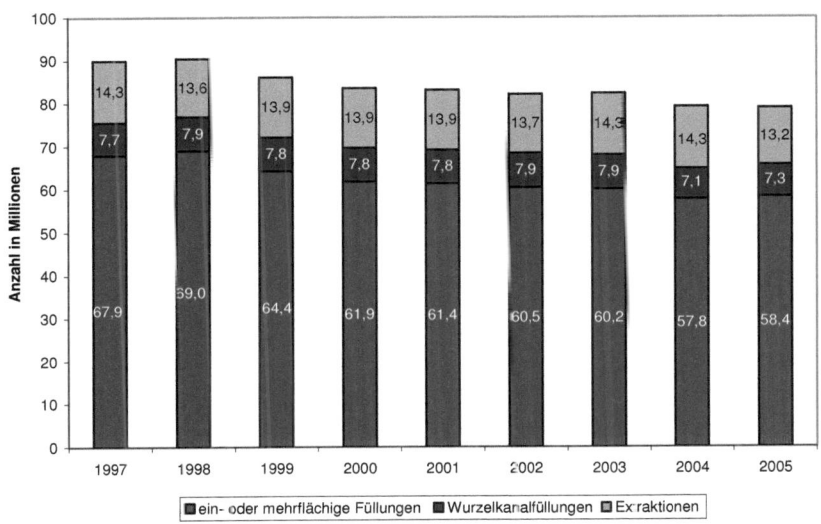

Abbildung 5: Anzahl der Füllungen, Wurzelkanalbehandlungen und Extraktionen bei gesetzlich Krankenversicherten im Zeitraum von 1997 bis 2005

Quelle: Statistiken der KZBV [109]

II. Abkürzungsverzeichnis

Abb.	Abbildung
AV	Attachtmentverlust
BEMA	Bewertungsmaßstab für zahnärztliche Leistungen
CDC	Center for Disease Control and Prevention
CPI	Community Periodontal Index
CPITN	Community Periodontal Index of Treatment Needs
D	decayed (kariös)
DGP	Deutsche Gesellschaft für Parodontologie
DGZMK	Deutsche Gesellschaft für Zahn-, Mund- und Kieferheilkunde
DMF/S	flächenbezogener Kariesindex (D (decayed = kariös), M (missing= fehlend), F (filled= gefüllt), S (surface= Zahnfläche))
DMF/T	zahnbezogener Kariesindex (D(decayed= kariös), M missing= fehlend, F filled= gefüllt, T (tooth= Zähne))
DMS	Deutsche Mundgesundheitsstudie
F	filled (gefüllt)
GBE	Gesundheitsberichterstattung des Bundes
GKV	Gesetzliche Krankenversicherung
GOZ	Gebührenordnung Zahnärzte
IDZ	Institut der Deutschen Zahnärzte
Kap.	Kapitel
KZBV	Kassenzahnärztliche Bundesvereinigung
M	missing
Mio.	Millionen
Mrd.	Milliarden
NHANES	National Health and Nutrition Examination Survey (USA)
PKV	Private Krankenversicherung
RCI	Root Caries Index
RKI	Robert-Koch-Institut
SHIP	Study of Health in Pomerania
ST	Sondierungstiefe
vs.	versus
WHO	Weltgesundheitsorganisation („World Health Organisation")

VI. Danksagung

Meinem Doktorvater Herrn Prof. Dr. med. dent. Thomas Kocher, Leiter der Abteilung für Parodontologie der Ernst-Moritz-Arndt-Universität Greifswald, danke ich für die Überlassung des Themas der vorliegenden Arbeit, für die freundliche Betreuung und die wertvollen Anregungen, darüber hinaus aber auch für das mir entgegengebrachte Vertrauen und den freien Handlungsspielraum während der Realisierung des Heftes „Mundgesundheit".

Besonders danke ich Frau Dr. Birte Holtfreter und Herrn Dr. Christian Schwahn aus der Poliklinik für Zahnerhaltung, Parodontologie und Endodontologie der Ernst-Moritz-Arndt-Universität Greifswald, für die exzellente und freundschaftliche Unterstützung gerade bei statistischen bzw. epidemiologischen Fragestellungen.

Des Weiteren danke ich Frau Dr. Anke-Christine Saß vom Robert Koch Institut, Abt. für Epidemiologie und Gesundheitsberichterstattung und Herrn Dr. Wolfgang Micheelis vom IDZ für die effektive und freundliche Kooperation.

Von ganzem Herzen möchte ich meinen Kollegen, meinen Freunden und besonders meiner Familie für die moralische Unterstützung, das unendliche Verständnis und die immerwährenden Motivationsschübe gerade in schwierigen Zeiten danken.

Abschließend ist es mir noch eine Anliegen, meinen Studienkommilitonen und guten Freund Dr. Alireza Houshmand voller Dankbarkeit zu nennen, der den ausschlaggebenden Impuls bei der Bewerbung für diese Doktorarbeit gab.

gewidmet
Gerda Licht, geb. Bauer
* 26. August 1926
† 17. November 2008

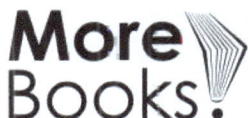

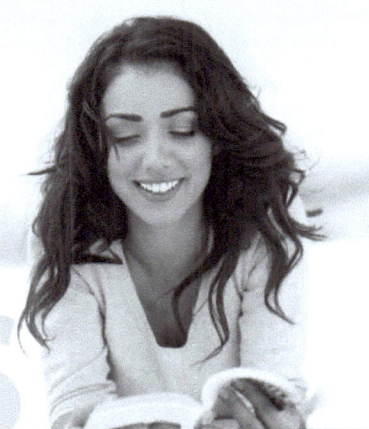

I want morebooks!

Buy your books fast and straightforward online - at one of world's fastest growing online book stores! Environmentally sound due to Print-on-Demand technologies.

Buy your books online at
www.morebooks.shop

Kaufen Sie Ihre Bücher schnell und unkompliziert online – auf einer der am schnellsten wachsenden Buchhandelsplattformen weltweit! Dank Print-On-Demand umwelt- und ressourcenschonend produziert.

Bücher schneller online kaufen
www.morebooks.shop

KS OmniScriptum Publishing
Brivibas gatve 197
LV-1039 Riga, Latvia
Telefax: +371 686 20455

info@omniscriptum.com
www.omniscriptum.com

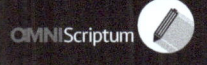

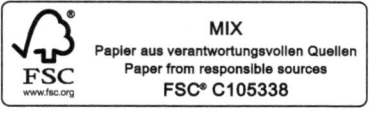

Printed by Books on Demand GmbH, Norderstedt / Germany